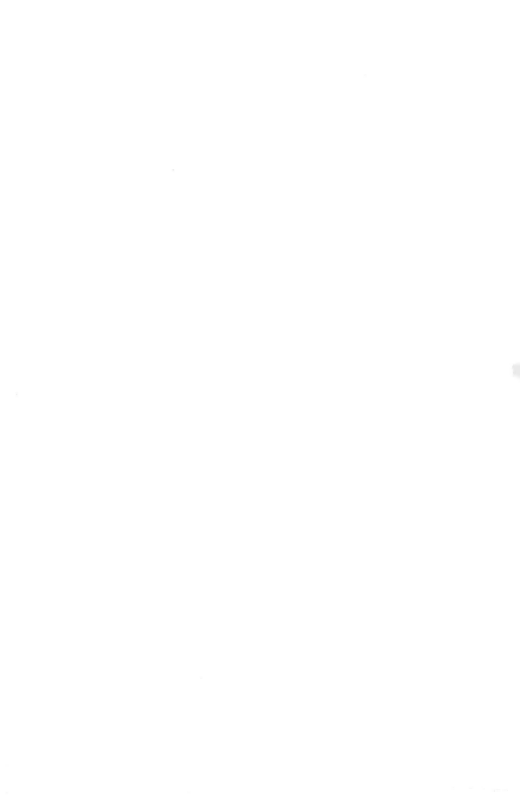

스트레스와 면역

스트레스와 면역

'스트레스 병'은 왜 생기며, 어떻게 막을까

호시 게이코 지음

민병일 옮김

전파과학사

차례

추천의 말

독일의 아동문학가 미카엘 엔데의 명작 『모모』가 일본에서 100만 부나 팔렸다고 한다. 인간으로부터 시간을 훔치는 회색의 '시간 도적'들의 음모에 의해 생각할 겨를도 없이 바쁘게 살아가는 사람들. 그 모습 속에 '회사 인간', '일벌레 인간'이 되어 마음과 몸의 여유를 잃은 현대인의 모습이 어렴풋이 보일 것이다. 나도 읽어 보았지만 어쩐지 환상 속의 일이라고 생각되지 않는다. 많은 독자들도 자기와 관련시켜서 『모모』를 읽을 것이라고 생각된다.

최근에는 여러 곳에서 '스트레스', '스트레스 사회'라는 말이 자연스럽게 쓰이고 있다. 이 스트레스(Stress)라는 말은 원래 물리학에서 쓰였던 용어로서, 물체에 압력을 가했을 때 물체에 '변형'이 생기는데 이 변형을 스트레스라고 했다. 인체가 외부로부터 받는 여러 가지 자극에 대해서 반응하는 메커니즘을 계통적으로 생각하기 위해서 스트레스라는 개념을 도입하여, 현재의 스트레스 학설의 대부분을 성립한 사람이 한스 세리에다.

세리에의 연구에 의해 스트레스는 자율신경계와 호르몬계의

2개 시스템에 큰 영향을 미친다는 사실은 이미 알려져 있었으나, 불과 수년 전에 스트레스는 인간의 몸을 지키는 중요한 면역계에도 강한 영향을 주어, 강렬한 스트레스 혹은 만성적인 스트레스가 면역계를 혼란시킨다는 것이 발견되었다.

우리 연구실에서 실시한 실험에서도 강렬한 스포츠 훈련이나 극도의 정신적 긴장을 한 졸업시험 후에는 암 면역을 제어하는 림프구의 NK세포(Natural Killer Cell)가 감소한다는 결과를 얻었다. 이런 사실로 보아도 스트레스가 인간의 건강에 있어 무시할 수 없는 요소라는 것을 알 수 있다.

그러면 스트레스가 모두 나쁜가 하면 그렇지는 않다. 무엇을 스트레스로 느끼는가는 개인의 성격과 깊은 관계가 있으므로 단순하게 이것은 '나쁜 스트레스'라고 결정지을 수는 없으며 인간이 살아나가는 데 있어서 필요한 스트레스도 있는 것이다. 이러한 것이 오해를 불러일으키는 것으로 "며느리가 미우면…" 하는 식으로 스트레스를 전부 나쁘다고 주장하는 것은 지나친 일이라고 본다.

의사로서 내가 말할 수 있는 것은 "신이 아닌 사람은 누구나 스트레스를 받는다. 나쁜 것은 '지나친' 스트레스다"이다.

요즘처럼 아이 때부터 지나친 경쟁 사회 속에서 살아가며 "일하는 것은 좋은 것이다"라고 믿는 많은 사람들의 생활까지 기업은 관리하고 있다. 이런 사회에서 스트레스를 피할 수 있는 사람이란 존재하지 않는다. 따라서 "스트레스에 지는 녀석은 약한 인간이야"라는 것은 그야 말로 편견이며 스트레스에 걸리는 것이 제대로 된 인간이다.

그러나 누구나 걸리는 감기라도 방치하면 중병이 되는 경우가 있듯이, 스트레스를 방치해 두면 심신의 중병으로서 발증하여 돌이킬 수 없이 되는 경우도 있다.

암도 조기진단, 조기치료로 꽤나 생명을 연장할 수 있게 되었다. 스트레스도 심신증(心身症)으로 발달하기 전에 카운슬러나 전문의에 상담하면 원래가 마음의 '변형'이므로 기분전환을 하거나 살아가는 방법을 개선함으로써 쉽게 스트레스 병이 되기 전에 고칠 수가 있다. 이것을 의사로서 나는 권하고 싶다.

나를 포함하여 현대인은 스트레스와 무관하게 살 수는 없으므로 스트레스란 어떤 것인가, 스트레스가 인체에 어떠한 영향을 미치며, 어떤 메커니즘으로 여러 가지 병을 유발하는 것인가, 또한 스트레스에 걸렸을 때 어떻게 하면 좋은가를 하나의 상식으로서 알아둘 필요가 있다.

이 책을 읽으면 스트레스와 면역에 관한 최신의 지식을 포함하여, 현대를 건강하게 살아나가는 슬기를 얻을 수 있으리라 생각한다. 심근경색이나 동맥경화로부터 해방되어 건강하고 즐겁게 장수를 누리기 위해서라도 이 책을 한 번 읽을 것을 권하고 싶다.

성마리안나 의과대학 난치병치료 연구소장
미즈시마 유타카

들어가며

자기 일은 제쳐 놓고
남만 보살피는 의사도

웬일일까, 귀가…?

1991년 가을의 일이었습니다. 필자는 국제 염증학회(炎症學會) 일로 이탈리아의 로마를 방문했습니다. 학회에서 내 전문 분야의 연구 발표를 하게 되었기 때문입니다. 국제 학회에는 몇 번이나 출석하여 익숙한 것 같아도, 발표를 하게 되면 매우 긴장하게 됩니다. 영어로 해야 하는 발표가 제대로 될지 매우 걱정되기 때문입니다.

　다행히도 학회에서의 발표는 무사히 끝났습니다. 남은 것은 기대에 부풀었던 로마 시내를 관광하고, 이틀 후에 로마를 떠나는 일뿐이었습니다.

　일본과의 시차(時差)를 계산하여 남편이 집에 있는 시간에 맞추어 전화를 걸었습니다. 여느 때처럼 자연스럽게 오른쪽 귀에 수화기를 대었습니다. 그런데 들리지 않는 것입니다. 국제전화니 이런 일도 있을 수 있겠지, 그렇지만 들리지 않으니 오른쪽 귀에 대었던 전화를 이번에는 왼쪽 귀에 대 보았습니다. 그랬더니 똑똑히 들렸습니다. 일본에서 전화를 받은 남편은 "처음부터 이야기는 들렸어, 이틀 후에 로마에서 출발한다며?" 하고 내가 한 말은 제대로 듣고 있었던 것입니다.

오른쪽 귀만 안 들린다니, 별난 국제전화라고 생각하면서 전화를 끊자, 바로 머리가 아프기 시작했습니다. 원래 어릴 적부터 필자는 두통이 있어 머리 아픈 데는 익숙해 있었습니다. 그렇지만 여느 때의 머리 아픈 경우하고는 다르게 정도가 심했습니다. 그러더니 전신이 나른해지고 눕고 싶다는 생각만 하게 되었습니다.

이런 최악의 몸 상태로 예정대로 로마를 떠나 귀국했습니다. 오른쪽 귀가 들리지 않게 되고 나서 3일 후의 일입니다. 다음 날은 근무처인 병원이 쉬는 날이었으므로 집에서 쉬고 있었습니다. 그리고 그다음 날은 외래환자를 진찰하는 날로 정해져 있었으므로 어쨌든 아침부터 심하게 울리는 머리, 들리지 않는 오른쪽 귀로 진찰을 계속하고, 겨우 오후 2시가 지나서야 이비인후과에서 진찰을 받았습니다. 그때까지도 필자는 의사면서도 나의 병이 무엇인지 알지 못했습니다.

진단은 '돌발성난청'이었습니다. 오른쪽 귀는 완전히 청력을 상실했으므로 즉시 입원, 절대 안정이라는 담당의사의 엄한 지시가 떨어졌습니다.

"중증, 즉시 입원하시오!"
돌발성난청은 아직도 원인을 모르는 질병의 하나입니다. 바이러스 감염설, 내이(內耳)의 혈액순환이 나빠진 것이 원인이라는 미소순환장애설 등이 있습니다만 아직 잘 모릅니다. 원인을 모르므로 정확히 말하면 치료법도 없습니다만, 우선 안정하고 스테로이드제(부신피질호르몬)나 혈관을 넓히는 약을 투여합니다.

'즉시 입원'이라고 하니, 너무나도 놀라 마음의 충격을 받은 탓일 것입니다. "입원할 정도라면 들리지 않아도 좋아!"라고 하면서 의사답지 않은 말을 내뱉어, 담당 의사를 아연하게 했습니다. 매일같이 자신은 다른 사람에게 입원을 권하면서, 입원 같은 것은 절대 싫어라고 잘도 말하는 꼴이었을 것입니다.

이런저런 핑계를 대어, 일단은 약을 받고 상태를 보기로 했습니다. 3일 후 검사해 보니 청력이 더 나빠져 있어 결국 입원을 했습니다. 게다가 그 후의 검사에서는 더욱 악화되어 효과적이라는 '고압산소요법' 치료를 받게 되었습니다.

고압산소요법이란 공기압을 높이면 생체조직에 스며드는 산소 농도가 증가하는 것을 이용한 것입니다. 통상, 사람 하나가 들어가는 탱크 속에 들어가 탱크 속 기압을 서서히 높여서 통상의 배인 2기압이 되게 합니다. 하지만 필자는 폐소공포증이었습니다. 탱크 속에 들어간다는 건 들리지 않는다는 것과 비교도 안 될 정도로 더 큰 공포였습니다.

이렇게 제멋대로 구는 필자 때문에 큰 방에서 고압산소요법을 할 수 있는 전국의 시설을 조사하여 지바현립(千葉縣立) 구급센터를 소개해 준 선생님이 있었습니다. 거기에서는 6, 7명이 한꺼번에 들어갈 수 있는 큰 방에서 고압산소요법을 하고 있다는 것이었습니다. 그래도 필자는 망설였습니다. 집을 비워 놓고 입원한다는 것은 주부인 필자로서는 좀처럼 결심하기가 쉽지 않았습니다.

　　우물쭈물하고 있는 필자에게 "최초의 증세가 나타나고 나서 2주일이 경과하면 회복률은 급격하게 떨어지니, 빨리 결심하시오"라고 이비인후과 선생님은 지겹다는 얼굴로 겁을 주는 것입니다. "만일 지금 치료하지 않으면 반드시 나중에 왜 그때 할 수 있는 일을 하지 않았나 하고 후회하게 되니, 꼭 치료받는 것이 좋을 거예요"라고 타이르는 것은 친절한 동료들이었습니다.

　　그래서 드디어 결심했는데 구급센터에는 입원실이 없어 이웃에 있는 지바시립병원에 입원하여 고압산소요법을 받으러 다니는 변칙적인 입원생활을 하게 되었습니다. 매일 점심 먹고 나면 파자마를 평범한 옷으로 갈아입고, 불과 2분 정도 걸어서 구급센터의 고압산소실에 치료받으러 갑니다. 같은 치료를 받고 있는 6, 7명의 환자들과 그 방으로 들어가는데, 마치 비행기를 타고 있는 것 같은 느낌으로 1시간 반 정도의 치료 시간을 보냅니다.

　　그것이 끝나면 다시 시립병원의 침대로 되돌아와 잡니다. 주말은 이 고압산소요법에 관여하는 기사분이 쉬므로, 우리 환자도 쉽니다. 그러므로 한 달이라는 입원 기간 동안 금요일의 치료를 마치면 집에 돌아가고 다시 월요일 아침에 출발하는 출장 근무하는 사람 같은 생활을 했습니다.

원인은 스트레스였다

1개월의 입원생활은 무엇보다도 차분하게 이것저것을 생각할 수 있어서 왜 내가 돌발성난청이 되었는가를 여러 가지로 생각해 보았습니다.

로마에서의 학회 일이 부담이 되었을까? 처음에는 그렇게 생각했습니다. 그렇지만 해외에서의 학회는 지금까지 여러 번 경험했으며, 도리어 외국에 가면 일상생활에서의 귀찮은 일에서 해방되어 여유 있는 기분을 가질 수 있었습니다. 그렇다면 과도하게 일을 했을까? 이 정도의 일은 오랫동안 일상적인 일이며 필자로서는 매우 익숙해져 있는 셈입니다.

그렇다면 도대체 무엇이 원인일까?

돌발성난청에서 소급하기를 3개월, 그해 6월부터 7월에 걸쳐 6주 정도, 우리 집에서는 미국의 여고생을 맞이하여 민박을 시키고 있었습니다. 집에도 고교생이 있으므로 가족의 시야를 넓히는 데도 좋은 기회라고 여겨서 한 일입니다. 실제로 일본과 미국의 문화나 고교생 기질의 차이, 혹은 공통점을 발견하며 즐겁게 지냈습니다. 미국 아이는 장래에 의사가 되고 싶다며 의사가 되기 위해서는 미국에서는 어떤 공부를 하고 있는가를 말해 준 것도 매우 흥미로운 일이었습니다.

그렇지만 한편으로는 집에 다른 사람이, 그것도 외국 사람인 타인이 있기에 식사를 비롯하여 무엇이나 이것저것 마음 쓰고 있었습니다. 필자는 성격이 무슨 일이 있으면 분발하는 타입입니다. 별일이 아니라도 가령 식사는 될 수 있는 한 필자가 직접 만드는 것으로 생각하고 있습니다. 그렇지만 보통은 이것저것 빼고 약식으로도 하지만, 이 기간은 양식, 일본식 할 것 없이 온 재주를 부려 제대로 된 요리를 한 것처럼 여겨집니다. 이런 것이 쌓이고 쌓여 모르는 사이에 스트레스를 생기게 하지 않았을까요.

아무리 생각해도 그것밖에는 생각이 나지 않는 것입니다. 아마 그것이 틀림없으므로, 이 스트레스가 10월이 되어 돌발성난청이란 모양으로 나타난 것입니다.

일반적으로 원인을 특정 지을 수 없는 질병인 경우, 비록 이 돌발성난청뿐만 아니라, 스트레스의 의심이 높아집니다. 그리고 실제로 그런 경우가 적지 않습니다.

스트레스는 그것을 느낄 때 바로 이상이 나타나는 경우도 있으나, 필자의 경우처럼 3개월이나 지나서야 돌연히 증세로서 나타나는 일도 있습니다. 이것 또한 스트레스라는 것의 귀찮은 점입니다.

의사의 입원—새로운 발견으로 다시 스트레스

그런데 입원해 보았더니 아직도 스트레스를 받는 일이 많았습니다. 우선, 병원에서는 소등이 9시입니다. 이것은 입원한 병원뿐만 아니라 필자가 근무하고 있는 병원에서도 마찬가지입니다. 이 시간이 빠른지 어쩐지, 그런 것은 옛날부터 행해오던 일이니 필자가 의사가 된 다음부터도 마음 써본 일은 없었는데 필자 본인이 입원해 보니 너무나도 빠른 시간입니다.

특히 필자의 경우는 난청뿐이지 다른 데는 아무런 이상도 없는데 9시에 전등을 끄고, 자 주무십시오라는 것은 분명히 말하지만 대단한 고통입니다. 책을 더 읽고 싶었습니다.

이상하게도 이 병원까지 오는 동안에 두통이나 전신이 나른한 증세는 깨끗하게 사라졌습니다. 평소의 일에서 해방되었다는 것만으로도 스트레스가 해소된 것입니다. 또한 지금까지 고민거리였던 어깨가 결리는 증세도 사라졌습니다. 남은 것은 난청뿐이어서 나도 제법 건강하구나 하면서 혼자 감탄하고 있었습니다.

아침 6시가 되면 입원환자는 체온을 재라는 방송으로 기상하게 됩니다. 더 자고 싶은 생각이 드는 날도 적지 않습니다. 몇 번이나 말했듯이 필자 같은 난청뿐인 환자는 체온도 혈압도 변화가 없습니다. 그렇지만 병원은 규칙이라고 하여 모두 일제히 측정합니다. 이런 것을 측정해야 하는 환자도, 측정하는 간호사에게도 큰 부

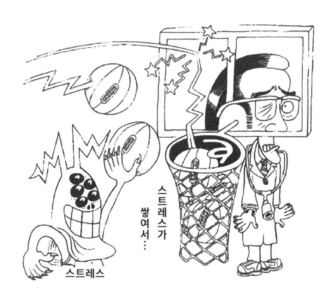

의사도 스트레스에는 못 당해

담이 됩니다.

밤중의 순시도 고통스러울 때가 있습니다. 어떤 때는 겨우 잠들었을 때 순시 중인 간호사가 옵니다. 그때 잠을 깨우면 잠을 놓치고 마는 것입니다. 체온, 혈압측정 등과 같이 순시도 환자의 상태에 따라 하고, 분명히 필요 없는 환자에게는 이 야간 순시는 필요 없다고 생각했습니다.

병원에서의 목욕은 대개 주 2, 3회로 정해져 있습니다. 입원했던 병원이나 필자가 근무하는 병원도 예외는 아니었습니다. 그러나 이것도 역시 환자의 입장에서 보면 더 많이, 적어도 주에 4, 5회로 늘려야겠다고 생각합니다. 특히 목욕을 즐기는 일본인에게 목욕은 스트레스 해소에 매우 효과적입니다. 병상에 따라서는 횟수를 늘리는 것이 바람직합니다.

또한 큰 방도 문제가 있습니다. 다행히 필자는 입원 후 3, 4일쯤에 1인실로 옮길 수 있었는데, 만일 쭉 큰 방에 있었더라면 스트레스가 쌓였을 것입니다. 다른 사람과 말을 하거나 다른 사람의 걱정을 감지함으로써 마음이 혼동되는 일도 있으며, 그 이상으로 마음이 쓰이는 일도 많이 있습니다.

어쨌든, 입원하여 해소된 스트레스도 있었으나 새롭게 생긴 스트레스도 있다는 것도 사실이었습니다. 그리고 환자의 입장이 되어 보니 의료인의 한 사람으로서 반성할 일도 많이 있었습니다.

필자는 1개월간의 입원 후 원래의 일에 복귀했습니다. 그렇지만 오른쪽 귀의 귀울림은 아직 계속되고 있으며 고음을 듣기 어려운 상태에 있습니다. 그렇지만 또한 이런 경험이 이처럼 스트레스

에 관한 책을 쓰게 될 동기도 되었습니다. 이 경험으로 스트레스에
는 '좋은 스트레스'와 '나쁜 스트레스'가 있으며 하나의 스트레스도
자기 자신의 대응에 따라 플러스로 살릴 수도 있고 마이너스도 될
수 있다는 것을 정말 몸소 알게 되었습니다.

1

스트레스란
무엇인가

1 몸의 건강, 마음의 건강

장수의 나라 일본! …… 그렇지만

"여러분에게 있어 제일 중요한 것은 무엇입니까?"

이렇게 물으면 여러분은 무엇이라 대답하겠습니까. 순간적으로 나오는 말은 사람, 생명, 가족, 돈, 평화… 등 사람 나름대로 다르겠지만, 잠깐 생각하고 나서는 대부분의 사람이 말하기를 '역시 건강'이라는 것입니다. 사랑도 가족도 밑바닥에는 건강이 있고 난 다음의 일이라는 것은 누구나가 알고 있습니다.

그렇다면 그 건강이란 어떤 것을 말하는 것일까요.

WHO(세계보건기구)의 건강 정의를 보면 건강이란 단순히 육체적인 건강만이 아니고 정신면에서도 안정되어 있고 사회적으로도 충분히 활동할 수 있는 것이라고 정의하고 있습니다.

의학이 진보하고 물질적으로 대단히 혜택받는 선진국, 일본. 육체적인 건강에 대해 말한다면 기업 전체로서, 지역 전체로서의 건강진단이나 검진이 보급되고 여러 가지 질환의 조기 진단, 조기 치료가 이루어지고 있습니다. 위암, 자궁암 검진 등은 40대 이상의 사람에게는 친숙한 것이고, 혈압이나 콜레스테롤 값 등은 극히 일상적인 화제가 되고 있습니다. 이러한 덕분에 일본은 세계에 자랑할 만한 장수국이 되었습니다.

그럼, 정신면의 건강에 대해서는 어떨까요. 평생 교육, 보람 있는 교육 등 하면서 정신면의 충실을 부르짖는 한편, 경쟁 사회를 이

거 나가기 위한 유아기부터의 영재교육이나 중·고교생을 몰아세우는 수험공부, 또한 사회에 나와서는 '기업전사'로서 살아남기 위한 출세 경쟁 등의 여러 가지 경쟁, 인간관계의 복잡성 등 안심하고 한가롭게 있을 수 없는 여러 가지 마음의 부담을 누구나가 느끼고 있습니다. 더욱이 고령자에게는 노후의 불안 등이 있어, 일생을 무엇인가 '짐'을 지고 살아가야만 합니다. 이러한 짐을 짊어지고 나가야만 하는 것이 현대를 살아나가는 사람의 숙명이라 말해도 좋을 것입니다.

[원문] "Health is a state of complete physical, mental and social wellbeing and not merely the absence of disease or infirmity"

[번역] "건강이란 육체적, 정신적 그리고 사회적으로 완전히 좋은 상태에 있는 것이며, 단순히 질병 또는 허약하지 않다는 것이 아니다"

진정한 건강이란

이러한 '짐'을 노력하고자 하는 마음가짐이나 향상심에 능숙하게 연결시켜 나가는 사람도 있으며, 짐의 무게를 견디지 못해 짓눌려 으깨지는 사람도 있습니다. 같은 '짐'인데도 그것을 도약대로 하여 앞으로 나가는 사람이 있는가 하면 이젠 끝났다고 나약한 소리를 지르는 사람도 있습니다. 나약한 소리로 구원을 청하는 사람은 아직 괜찮으나, 그것조차 할 수 없는 사람도 있을 것입니다.

그 뜻은 정신면의 건강이란 그때그때의 '짐'에 따르는 대처를 적절하게 하는 일이라고 규정해도 좋을 것입니다.

지금까지 '짐'이라 말해 왔는데 그 '짐'이란 바로 '스트레스'입니다. 따라서 현대를 사는 사람으로 그 스트레스가 피할 수 없는 것이라면 어떻게 스트레스에 적절하게 대처하는가가 중요한 일이며 그것이 잘 이루어진다면 정신적인 면도 진정으로 건강하다고 말할 수 있다고 생각합니다.

2 스트레스와 스트레서

마음과 몸의 '변형'

'스트레스(Stress)'란 말은 현재 극히 일상적으로 쓰이는 말입니다만 원래는 공학, 물리학의 영역에서 쓰이기 시작한 것입니다.

원래 스트레스란 어떤 물체에 외부로부터 힘이 가해졌을 때 생기는 물체의 일그러짐이란 의미입니다. 가령 고무공을 손가락으로 세게 누르면 그곳이 우그러집니다. 즉 일그러짐입니다. 그러나 고무공은 눌린 순간부터 원래의 구체로 되돌아가려 합니다. 이렇게 공이 외부로부터 힘으로 눌린 상태를 스트레스라고 합니다. 그리고 손가락으로 누르는 힘, 즉 가해지는 자극을 '스트레서(Stressor)'라고 합니다.

이 스트레스와 스트레서의 관계를 생체에 대해 적용하고, 생물학적, 의학적인 면에서 스트레스라는 말을 응용하여 보급시킨 것은 실험적 스트레스의 권위자인 캐나다 몬트리올대학의 한스 세리에 교수이며, 1935년에 그가 영국의 생물학 잡지에 발표한 논문에서부터였다고 합니다.

3가지의 스트레스

물리학 용어에서 출발하여 의학용어로서 완전히 정착한 스트레스지만, 이 스트레스는 크게 3가지로 나눌 수 있습니다. 정확하게 말한다면 스트레스를 일으키는 스트레서를 3개로 나눌 수 있다는 것입니다.

첫 번째는 물리과학적인 스트레서에 의한 스트레스로 더위, 추위, 소음 등이 대표적인 것입니다.

두 번째는 생리적 스트레스로 스트레서로는 과로, 감염 등이 대표적인 것입니다.

세 번째는 사회적, 심리적 스트레스이며 이 스트레서로는 직장이나 학교에서의 인간관계, 직장에서의 불만, 여러 가지 실망이나 좌절감, 노후에 대한 불안 등을 대표적인 것으로 들 수 있습니다.

지구의 환경파괴, 에이즈로 대표되는 감염, 과로사 등으로 집약되는 과노동, 또한 미래가 불투명한 지금의 사회 등 현재로서는 어느 스트레스가 특히 문제라고 할 수도 없이 사람들을 강습하고 있습니다.

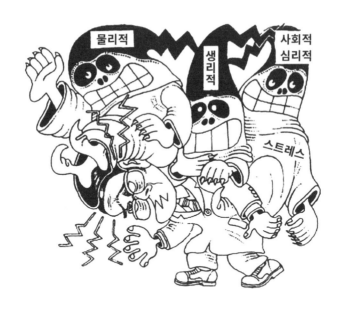

아, 이것이 스트레스

　또한 현재는 생체에 작용하는 스트레스는 일반적으로 스트레스와 스트레서를 함께 스트레스라 하여 엄격하게 구분하지 않습니다.

좋은 스트레스, 나쁜 스트레스
그러면 이러한 스트레스는 전부가 나쁜 것이며 사람들을 절망에 빠뜨리게 하는가 하면, 그렇다고만은 말할 수 없습니다.

　바꾸어 말하면 이러한 스트레스가 일체 없어지면 사람들은 편안하게 살 수 있는가 하면 그렇지도 않습니다. 사람에게는 스트레스가 있음으로써, 그것을 박차고 나가려고 분발하는 일도 적지 않은 것입니다.

적절한 스트레스는 도리어 인간이 씩씩하게 살아가는 데 있어 바람직한 것이며 사회의 활력과 이어지게 됩니다.

한마디로 스트레스라 해도 좋은 스트레스(Eu스트레스)와 나쁜 스트레스(DI스트레스)로 나누어 생각합니다.

스트레스가 있기 때문에 그것을 도약대로 하여 분발하는 것은 좋은 스트레스입니다. 그러나 스트레스가 과중하거나 여러 개가 겹쳐 있으면 도약은 고사하고 짓눌려 버리기도 합니다. 그것은 나쁜 스트레스가 됩니다.

또한 같은 정도의 스트레스라도 어떤 사람에게는 좋은 스트레스가 되고, 다른 사람에게 있어서는 나쁜 스트레스가 됩니다.

즉 그 사람이 어떻게 스트레스를 받아들이는가 또한 그 사람 자신이 처한 입장이나 환경 등 조건에 따라 다릅니다.

또 연령에 따라 달라지기도 합니다. 젊었을 때는 분발하는 에너지가 되었던 재료가 나이와 함께 무거운 짐이 되는 일은 흔히 있습니다. 예를 들면 젊은 날에 의욕이 넘쳐 목표 달성을 위해 오직 한길만을 돌진하던 기업인이 문득 걸음을 멈추어 보았을 때, 자기 자신의 체력 감퇴를 느끼고, 아랫사람들로부터는 쫓기고, 위로부터는 엄격한 과제를 부과받고, 나아갈 길을 잃었다면…….

그런가 하면, 젊었을 때는 자살할 정도로 고민했던 일이 나이를 먹으면서 혹은 사회적으로 자신이 생겨 해소되는 일도 흔히 있습니다. 그러므로 스트레스는 그 사람의 가치관, 인생관하고도 깊은 관련이 있으며 시대나 연령에 따라서 변하는 것이라고 말할 수 있습니다.

좋은 것과 나쁜 것으로 구별되는 것에는 콜레스테롤이 있습니다. 이 콜레스테롤은 누구에게 있어서도 나쁜 것은 나쁜 것이고, 좋은 것은 좋은 것이며 또한 그것을 수치로 나타낼 수 있습니다. 그리고 나쁜 것을 없애는 방법도 확립되어 있습니다. 스트레스도 이것은 좋은 스트레스, 저것은 나쁜 스트레스라고 구별할 수 있다면 이상적입니다. 수치로 나타낼 수 있다면 더욱 명쾌합니다. 그러나 이 스트레스는 걷잡을 수 없고 어디까지가 좋은 것이고 어디서부터는 나쁜 것인지, 그것조차 확실하지 않습니다.

이 정도의 스트레스는 있는 것이 긴장감이 있어 좋다고 하던 사람이 어느 날 갑자기 그 스트레스에 짓눌려 질병으로 쓰러지지 않는다고 할 수 없습니다. 그것이 스트레스학의 어려운 점이기도 합니다.

미국인의 스트레스를 수량화해 보면

스트레스가 콜레스테롤 값처럼 측정될 수 있는 것이라면 이야기는 간단하다고 앞에서 말했습니다만, 미국의 홈즈 박사 등은 일상생활에서 발생하는 일을 스트레서로 하여 분석하고 수량화했습니다.

다음 표에서도 볼 수 있듯이 43가지의 일을 스트레서로 들어, 그러한 일에 부딪혔을 때 재적응까지는 어느 정도의 시간이 걸리는가를 조사하고 수량화한 것입니다.

미국에서의 조사로는 394명을 대상으로 하여 거기에서 도출했다고 하는데 참고 자료로 유용합니다.

우선 스트레스로서 가장 강한 것은 '배우자의 죽음'입니다. 예상대로라고 해도 좋을 것입니다. 다음으로 '이혼'이나 '별거'를 들 수 있습니다. 서로 사랑하여 맺어졌던 사이의 이별이 얼마나 쓰라린 일인가 알 수 있습니다. 그런가 하면 '결혼' 그 자체가 스트레스로 되어 있는 것도 아이러니입니다.

일에 관한 사회적인 스트레스로는 '해고'나 '퇴직'이 상위에 있습니다. 우리나라의 샐러리맨도 이와 같은 결과가 되리라 생각합니다. 그뿐 아니라 과로사가 사회문제가 되는 나라에서는 더욱 큰 스트레스가 되리라 여겨집니다.

주부의 경우는 '부부간의 갈등', '친척 간의 갈등' 등이 상위입니다만, 우리나라라면 반드시 '고부간'의 문제일 것입니다.

또한 학생의 경우는 신학기가 되면 '수면 습관의 변화', '식습관의 변화'가 특히 증가하는데, 새로운 환경 속에서 긴장하여 잠잘 수 없거나 식욕이 없어지거나 하는데 그것이 또한 새로운 스트레스가 된다는 것을 상상할 수 있습니다.

그런데 이러한 스트레스는 하나씩 밀려오는 경우는 드물고 대부분의 경우는 여러 개가 겹쳐져 있는 일이 많습니다. 그러므로 점수가 낮은 스트레스라도 많이 겹쳐지면 높은 점수가 된다는 것도 충분히 생각할 수 있습니다.

홈즈 박사 등은 1년간의 합계가 300점을 초과할 경우에는 그 다음 해에 79%의 사람이 신체질환을 호소한다는 것도 보고하고 있습니다. 즉 스트레스에서 오는 병입니다.

득점 합계가 200~299점인 사람은 다음 해에 51%가, 150~199

점의 사람은 역시 37%가 병에 걸려 있다고 합니다. 이것으로도 정신적인 스트레스와 신체의 병이 얼마나 밀접한 관계를 갖고 있는지 알 수 있을 것입니다.

순위	생활 사건	평균치
1	배우자의 사망	100
2	이혼	73
3	별거	65
4	구치소 구류	63
5	가족 구성원의 사망	63
6	자신의 질병 또는 상해	53
7	결혼	50
8	해고당하다	47
9	부부의 화해	45
10	퇴직	45
11	가족의 누군가 건강을 해치다	44
12	임신	40
13	성적 어려움	39
14	새로운 가족이 늘어나다	39
15	일의 재적응	39
16	경제 상태의 변화	38
17	친구의 사망	37

18	다른 직업으로 소속 변화	36
19	배우자하고 논쟁 횟수의 변화	35
20	200만 엔 이상의 저당이나 채무	31
21	담보 물건에 대한 저당권 상실	30
22	업무상의 책임 변화	29
23	아이가 집을 떠난다	29
24	친척 간의 갈등	29
25	우수한 개인의 업적	28
26	처가 일을 시작, 혹은 중지한다	26
27	학교가 시작한다	26
28	생활상황의 변화	25
29	습관을 고친다	24
30	상사하고의 갈등	23
31	업무사항이 변한다	20
32	주거가 변한다	20
33	학교를 바꾼다	20
34	레크리에이션의 변화	19
35	종교 활동의 변화	19
36	사회 활동의 변화	18
37	200만 엔 이하의 저당이나 채무	17
38	수면 습관의 변화	16
39	가족이 모이는 횟수의 변화	15

40	식습관의 변화	15
41	휴가	13
42	크리스마스	12
43	경미한 위반행위	11

스트레스의 수량화(사회적응 스케일)

3 스트레스의 나라, 일본!

노블레스 오블리주

스트레스에 대한 감수성은 나라나 민족 혹은 그 사람의 종교에 따라서도 크게 차이가 있습니다. 막연한 말이지만 일본은 세계에서도 드문 평등국이라 보아도 좋을 듯합니다. '입신출세'라는 말이 있듯이 누구나가 입신출세의 기회를 가질 수 있습니다. 실제로 가난한 집에 태어나 일대(一代)에서 부를 이룩하여 공을 이루고 이름을 떨친 사람의 자수성가, 출세 이야기는 주변에 많습니다.

　　그러나 그것이 때로는 스트레스의 원인이 되는 일도 있습니다. 의학적이라기보다 정서적인 이야기가 되었습니다만, 지금의 이 고도 정보사회에서는 그러한 출세 이야기 주인공의 정보와 함께, 원래부터 부자인 사람의 정보도 거리에 넘칩니다. 또한 한때는 극히 일부 사람들의 것이었던 정보가 대량으로 흐르고 있습니다.

예를 들면 어디 가게의 것이 맛있다, 어디 가방이나 옷이 좋다 하는 일류품, 유명한 가게의 정보입니다. 그런가 하면 해외여행은 몇 할의 사람이 경험했고, 별장은 몇 할의 사람이 갖고 있다는 등의 정보도 있습니다.

그러면 "그래, 좋다. 어디 나도 한번 분발하여 그런 별장을 가져 보자" 하고 분발하는 사람도 있습니다. 그리고 실제로 작으나마 별장을 갖는 사람도 있겠지요.

그러나 그중에는 "나도 해외여행 가고 싶고, 별장도 갖고 싶지만 그럴 수 없다. 어째서 나만 갈 수 없고, 가질 수 없지" 하고 낙담하는 사람이 있습니다. 숫자로 치면 분발하여 별장을 갖기보다 갖지 못해 낙담하는 사람 쪽이 훨씬 많을 것입니다.

또한 이러한 경향은 물질면만 아니라 정신면에서도 볼 수 있습니다. 가령 알기 쉬운 예로서 말하면 A는 일류대학에 들어갔는데 나는 못 들어갔다. B는 이런 자격증을 땄는데 나는 못 땄다는 식의 비교, 그리고 그것으로 자신은 못났다고 추궁하는 일입니다.

즉 모르면 모르는 대로 좋았을 것을 알게 됨으로써 욕망은 한없이 쌓여, 그것이 실현되지 않은 자신에게 스트레스를 갖게 하는 것입니다.

프랑스어에 '노블레스 오블리주(Noblesse Oblige)'라는 말이 있습니다. 번역하면 '고귀한 자의 의무'란 뜻입니다. 간단히 말하면 엘리트는 엘리트로서의 책무가 있다는 것입니다.

그 가장 좋은 구체적인 예는 1982년의 포클랜드 분쟁 때의 일이었습니다. 영국의 앤드류 왕자가 선두에 서서 전선으로 나갔습니다. 그때는 실제로 생명의 위험도 있었을 것입니다. 분쟁의 시비는 별개로 치고, 그때는 왕자의 행동이 바로 노블레스 오블리주이며 왕족으로서의 처지에 수반하는 책임을 다했던 것입니다.

일반적으로 구미의 사람들은 자신이 소속한 사회계급을 잘 분별하여, 자신보다 높은 계급의 사람들을 일방적으로 부러워하는 일은 없다고 합니다. 그 까닭인즉 위로 가면 갈수록 그것에 수반하는 의무와 책임이 무거워지는 것을 알고 있기 때문이라고 합니다.

그러니 지금은 경제도 침체해 있어 일본에 추월당했다고 볼 수도 있겠지만, 일반 사람들의 스트레스는 일본 사람들보다는 훨씬 적은 것 같습니다. 그것과는 대조적으로 일본에서는 의무와 책임은 생각하지 않고, 오직 부자가 되고 싶다, 해외여행도 하고 싶다, 별장도 갖고 싶다 등의 욕망을 가지고, 그리고 충족되지 않은 욕망에 대해서는 불만, 즉 스트레스가 쌓이는 것입니다.

이쯤까지 써오니 일본에도 좋은 말이 있다는 것이 생각났습니다. '신분에 어울린다'라는 말입니다. 신분에 어울린다니 너무 겸손하다, 에너지를 느낄 수 없다는 사람도 있을 수 있겠지만, 분수를 지키고 있으면 막을 수 있는 스트레스도 적지 않습니다.

류머티즘 환자에 대한 앙케이트에서

1992년에 류머티즘 환자와 그 가족을 대상으로 하여 '생활의 질(Quality of Life)'에 관한 조사를 한 일이 있습니다. 류머티즘은 완치되지 않는 병입니다. 그러니 생활의 질, 즉 병과 절충, 조화를 이루면서 매일의 삶을 어떻게 쾌적하게 지낼 수 있는가가 절실한 문제입니다. 그러므로 이 조사에서는 이렇게 하면 생활이 쾌적하게 될 텐데라고 생각되는 일을 중심으로 질문을 설정했습니다. 그리고 다음과 같은 질문사항에 '확실하게 그렇게 생각한다, 그렇게 생각한다, 그렇게 생각하지 않는다'로 대답을 받았습니다.

① 간호를 대신할 남의 도움이 필요하다.
② 관혼상제 시 맡아줄 시설이 필요하다.
③ 급식제도를 충실하게 해줘야겠다.
④ 병원에 다닐 수 있게 해줄 사람이 필요하다.
⑤ 경제적 원조가 필요하다.
⑥ 휠체어가 원활하게 드나들 수 있는 경사가 필요하다.

필자의 예상으로는 당연히 ①~④의 요망이 높을 것으로 여기고 있었습니다. 류머티즘 환자가 있는 가족의 노고란 대단한 것입니다. 또한 류머티즘은 30대 이후의 여성에게 많은 병입니다. 가정주부가 류머티즘으로 고생하면 가족도 어려운 처지에 있는 경우가 적지 않기 때문입니다.

그러나 실제로 설문조사 결과를 보면 ⑤, ⑥에 대한 요망은 매우 높지만 ①, ②, ③, ④에 대해서는 환자, 간호인 모두가 낮습니다.

필자는 그 방면의 전문가가 아니므로 정확히 말할 수 없지만, 유교의 영향을 받은 일본인의 의식이라고 보아야 하지 않을까요.

어떤 어려움이라도 다른 사람의 신세를 지고 싶지 않다, 가정이나 가족의 수치는 밖으로 새어나가지 않게 하고, 고통스러운 일

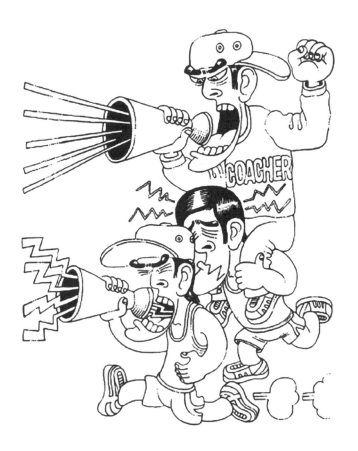

'참고 달리면' 스트레스는 쌓인다

도 참고 견딘다, 이러한 의식이 여기에 단적으로 나타나 있는 것같
은 생각이 듭니다.

　　류머티즘 환자뿐 아니라 기거할 수 없는 노인을 모시고 있는
가정에서도 아마 같은 결과가 나타날지도 모르겠습니다.

　　⑤의 경제적 원조는 서류상의 수속으로 끝납니다. ⑥은 개별

적으로 혜택받는 원조가 아닙니다. 그러므로 원조를 받아도 마음의 부담이 없습니다.

그러나 ①에서 ④까지는 개별적인 수혜이므로 그 때문에 가정 내에 타인이 개입하거나 자기 몸을 타인에 맡기게 됩니다. 그러한 것에는 저항이 큰 것입니다.

일본에서는 자원봉사활동이 뿌리내리기 어렵다고 흔히 말하는데, 그 이유로 자원봉사활동에 참가하는 사람이 적은 것은 물론이고, 받는 쪽의 기분도 큰 원인이라고 생각합니다.

이러한 본인만 혹은 가족끼리 어떻게든 처리하자, 묵묵히 참고 견디자는 의식은 지나치게 스트레스를 크게 한다고 생각합니다.

오직 참는 것만이 일본인의 미덕이고 우아한 성품일 수도 있겠으나 괴로울 때나 큰일이 났을 때는 괴로우니 돌봐달라, 큰일 났으니 도와달라고 하는 것이 사는 방법으로서도 편하며 적어도 스트레스는 쌓이지 않을 것이라고 생각되는데, 어떨지요.

4 '체내시계'의 난조는 스트레스가 된다

개일 리듬

몸속에 시계가 있다고 한다면 여러분 어떻게 생각하십니까. "아침에 자연스럽게 눈을 뜨는 것"으로 생각하는 사람도 있을 것이며 "배시계[腹時計] 말이지" 하는 사람도 있으리라고 생각합니다.

인류가 탄생하여 대략 50만 년이 지났습니다만, 에디슨이 백열등을 발명하고 지금처럼 전등이 밝혀지게 된 이후 아직 100년에 불과하므로, 등불 아래서 생활할 수 있게 된 것은 인류의 역사로 보면 아직도 극히 짧은 시간밖에 지나지 않았습니다.

전등이 밝혀지게 되기까지는 해가 뜨면 함께 일어나고, 사람은 해가 비치는 동안 일하고, 해가 지면 함께 쉰다는 리듬으로 하루를 지내왔으므로 이 리듬은 몸에 배어 있습니다.

즉 사람의 체내에는 지구의 자전에 따른 주기가 몸에 배어 있어 아침이 되면 자연히 눈을 뜨고, 주간에는 활동하고 밤이 되면 잠이 오는 리듬이 생겨나 있습니다. 또한 우리들의 혈압도 아침에 낮고, 낮에 높아지고 밤이 되면 점점 낮아지게 되어 있습니다.

또한 호르몬에도 같은 작용을 하는 것이 있습니다. 예를 들면 스트레스와 관련이 있는 부신피질 호르몬인 코르티솔의 농도는 아침에 높아집니다. 그러므로 의사가 검사할 때는 아침 9시에 채혈하여 측정합니다.

코르티솔은 면역계에 매우 큰 작용을 하는 호르몬입니다. 또한 기관지천식이나 아토피성피부염, 전신성홍반성난창 등의 치료약으로 부신피질 호르몬제(스테로이드제)는 흔히 쓰입니다. 그러나 치료를 위해 이것을 투여하면 자신의 몸속의 부신(副腎)은 위축되어 부신피질 호르몬의 분비가 억제됩니다. 그러므로 의사가 부신피질 호르몬을 장기간 투여한 후에 투약 중지를 할 때는 특히 신중을 기하는 것입니다. 지금까지 치료를 위해 투여했던 부신피질 호르몬을 갑자기 중지하면 쇼크사하는 일이 있기 때문입니다.

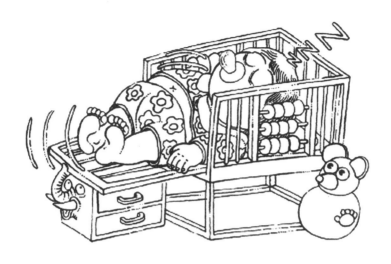

자는 아이는 잘 자란다

또한 성장호르몬은 옛날부터 '자는 아이는 잘 자란다'라는 말이 있듯이, 밤에 농도가 높아진다는 것이 알려져 있습니다. 이처럼 오랜 기간 동안 사람의 생활리듬에 적응하여 호르몬 등도 변동했다고 생각됩니다.

그렇다면 자연의 빛이나 소리 등 외계의 자극을 완전히 차단한다면 어떻게 되리라 생각합니까.

사람이 자고 있는 시간과 깨어나 있는 시간은 대략 25시간 주기로 되풀이됩니다. 이것을 '개일 리듬(Circadian Rhythm)'이라고 합니다. 다시 말해 사람에게는 약 25시간으로 한 바퀴 도는 '체내시계'가 준비되어 있는 셈입니다. 이 개일 리듬을 형성하는 부위는 뇌의 시상하부(視床下部)에 존재합니다.

시차 난조는 왜 생기는가

생체 리듬에 '엇갈림'을 일으키게 하는 것으로 '시차 난조'가 있습니다. 지금 일본인 해외여행자는 연간 1000만 명에 이르고 있으므로 많은 사람이 시차감을 경험했으리라고 생각합니다. 즉 밤중인데도 좀처럼 잠이 오지 않거나 혹은 밤중에 깨어나거나 낮인데도 잠자고 싶기도 합니다. 이것은 단시간에 현지에 가거나 돌아오기 때문에 몸속의 체내시계가 아직 출발지의 시각인 채로 있기 때문입니다.

시차는 3~4일 걸려서 목적지에 도착하도록 하거나 도착 후 3~4일 같은 곳에 머물 수 있다면 방지할 수 있습니다. 그러나 시간적으로 여유가 없으면 비행기 안에서 가급적 잠자거나 도착 후에 가벼운 스포츠 등을 하고 잠자거나 혹은 낮과 밤이 뒤바뀐 생활을 3~4일 하면서 생체 리듬을 원래로 되돌리는 노력이 필요합니다.

생체 리듬의 페이스 메이커

페이스 메이커(Pace maker)라 하면 심장에 장치하는 페이스메이커(Pacemaker)가 잘 알려져 있으나, 또 하나는 우리들의 생체 리듬을 형성하는 원천이 되는 '페이스 메이커'가 있습니다. 현재, 2종류의 페이스 메이커 X와 Y가 알려져 있습니다.

이 2개의 페이스 메이커는 자율신경의 교감신경과 부교감신경처럼, 서로 영향을 미치고 있으나 페이스 메이커 X쪽이 강력하므로 하루의 생체 리듬은 그쪽의 리듬에 따른다고 합니다.

페이스 메이커 X의 기본 리듬은 25시간 주기로 지구의 자전보다 1시간 길기 때문에 우리들의 몸은 하루에 1시간을 조정하면서 생활하고 있는 셈입니다. 바꾸어 말하면 하루 한 시간 정도라면 아무런 무리 없이 조절할 수 있으나, 그것을 대폭으로 초과하면 가령 밤 2시, 3시까지 술을 마시고 다음 날 여느 때와 같이 일을 해서는 조절이 이루어지지 않습니다.

변칙 근무는 스트레스를 증대시킨다

예를 들면 병원 등에서 간호사나 교환수들은 변칙 근무를 하고 있습니다.

간호사의 경우는 일근하는 사람은 오전 8시부터 오후 4시, 준야근하는 사람은 오후 3시부터 밤 10시, 심야 근무의 사람은 밤 10시부터 다음 날의 오전 8시까지로, 불규칙한 근무체제를 따르고 있어 변칙 근무하는 전형적인 직업입니다.

또한 전화교환수의 1주간의 근무체제도 일근과 야근, 휴일, 일근, 휴일, 일근, 야근처럼 매우 변칙적인 것입니다. 더욱 변칙적인 것은 밤에만 근무하는 경비원 등은 근무가 저녁때부터 심야에 걸치지만, 변칙 근무라 해도 이 경우는 야간만이므로 비교적 규칙적입니다.

따라서 변칙 근무라 해도 그 내용은 다양합니다. 그러나 변칙 근무를 하는 사람들은 활동과 휴식과 휴식의 리듬이 불규칙하므로 체내시계하고의 사이에는 점점 차이가 생깁니다. 체내시계의 '지령실'은 뇌의 시상하부에 있으므로 시상하부가 침해되면 우선 수면을

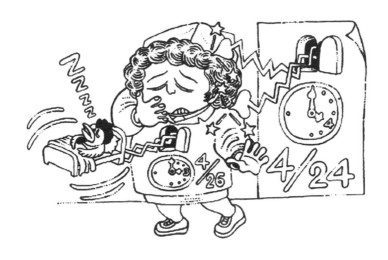

원참… 이래서는 스트레스가 쌓이지

방해해서 자율신경장애, 내분비장애, 대사장애 등이 계속적으로 나타납니다.

어떻게 하면 좋은가
생체 리듬의 기본은 25시간이므로 우리들은 그 전후 2시간 정도는 조절이 가능합니다. 따라서 새로운 근무체제로 이행할 경우, 하나의 방법은 스케줄을 앞으로 연장하는 것입니다. 예를 들면 일근에서 갑자기 심야근을 하는 것이 아니라 준야근으로, 준야근에서 심야근으로 하는 식으로 바꾸는 것입니다.

두 번째의 방법은 근무체제를 1주간 교대가 아니고 2주간, 3주간 혹은 수개월식으로 긴 간격으로 교대하는 것입니다.

　세 번째는 역으로 근무 시간대의 차이를 작게 하는 방법입니다. 예를 들면 3교대로 8시간 근무, 2교대로 12시간 근무하기보다는 4교대, 5교대가 좋다는 것입니다.

5 색깔도 스트레스와 관계가 있다

분열증과 색깔

약 6년 전에 동료 의사 6~7명과 국제학회 때문에 유럽에 간 일이 있습니다. 그때, 영화 「카사블랑카('흰 집'이라는 뜻)」의 이미지를 쫓아 모로코까지 갔습니다.

　모로코의 호텔에 묵었을 때, 미국 자본의 호텔이라고 하는데 웬일인지 어느 방이나 벽지, 문 등이 새빨간색이어서 모두가 놀랐던 일을 기억하고 있습니다. 어쨌든 안정할 수 없었습니다. 이 세상에 색깔이 없다면 그야말로 암흑의 세계가 되고 스트레스에 걸리고 말지만, 주변 모두가 새빨갛다는 것도 현란하다 할까, 전혀 안정할 수 없었습니다.

　분열증 환자는 색깔에 관해, 특히 흑과 적에 관해서 매우 민감하게 반응한다고 합니다.

　가령 검은색 의상의 사람을 보고 그 사람이 자신에게 죽음을 예고하러 왔다고 여겨, 자신이 그 사람을 죽이지 않으면 자기가 먼

저 죽게 된다고 생각하여 그 사람에게 폭력을 가했다는 일이 있습니다. 이처럼 분열증이 있는 사람은 자주 검은색을 불길한 것과 연관시키거나 죽음에 연관시키기도 합니다.

적에 대한 감수성도 강하며 어떤 증세의 분열증환자는 네온이나 붉은 간판을 보고 돌연히 흥분하거나 소동을 벌이는 일이 있습니다. 또한 분열증환자에게 그림을 그리게 하면 화면 가득히 붉은색을 칠하는 일이 있습니다.

왜 붉은색으로 칠해 버렸는가 하고 그 사람에게 물으면 "붉은색은 피색이며 불꽃의 색입니다. 사람 몸에서 피가 분출하면 사람의 생명은 없어지며, 집에서 불꽃이 일어나면 집은 타 없어집니다. 그러므로 붉은색은 모든 것을 멸망시키는 색입니다"라고 대답했다고 합니다.

그러므로 검은색도 붉은색도 분열증환자에게는 특별한 감정을 일으키는 색채입니다. 이러한 사실로서 알 수 있듯이 색깔은 사람의 마음과 대단히 밀접한 관계를 갖고 있습니다.

눈의 피곤을 더는 녹색

병원의 수술실이나 수술복 등에는 흔히 녹색이 쓰입니다. 이것은 수술 시 혈액의 붉은 '보색잔상(補色殘像)'을 흡수하기 위함과 동시에 녹색의 안정된 색조화가 기분을 편안하게 하기 때문이라고 합니다.

보색잔상이란 가령 붉은색을 보고 그 후 바로 흰 벽을 보면, 거기에 지금까지 보고 있던 붉은색의 보색인 청록의 색채가 희미하게 보이는 현상입니다. 붉은색을 보면 청록, 청록을 보면 붉은색의 잔상이 보입니다.

그러나 수술 시에 붉은 피를 보아도 주위가 녹색이면 흡수되어 잔상은 보이지 않습니다. 그러므로 외과의사는 눈의 피곤이 덜하고, 또한 마음을 편안하게 하여 수술을 할 수 있게 됩니다.

일본에서 산이라면 나무가 우거진 녹색이 풍요로운 산을 연상합니다만 한국이나 유럽에서는 산에 반드시 나무가 무성하다고 만은 할 수 없고, 돌산이 많을지도 모릅니다.

처음 암석 산을 보았을 때는 신기하기도 해서 특별하게 위화감은 느끼지 못했으나, 며칠이 지나니 어쩐지 풍치가 없고 살풍경하며 기분도 안정되지 않은 경우를 경험한 일이 있지 않습니까?

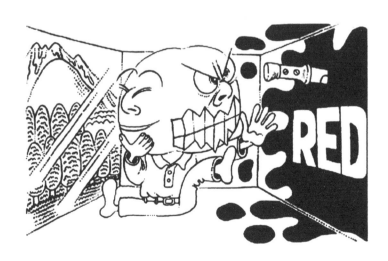

스트레스를 해소하는 색도, 더 심하게 하는 색도 있다

또한 뜰이 있으면 비록 작은 공간이나마 잔디를 심는 사람도 적지 않다고 생각합니다. 그런 것도 녹색이란 것이 사람에게 평안함을 주는 요소가 있기 때문이라고 여겨집니다.

녹색이라면 또 하나, 영화「바람과 함께 사라지다」에서 여주인공 스칼렛 오하라가 커튼을 사용하여 녹색의 벨벳드레스를 만들어 레드 버틀러를 만나러 가는 장면이 인상적이었습니다.

벽안(碧眼)의 스칼렛에 녹색이 어울린다는 것도 되겠습니다만 그것만이 아니라 미국의 실내 장식에는 일반적으로 녹색이 많이 쓰입니다. 녹색이 마음을 편안하게 하는 색이란 것은 경험적으로도 알고 있을 것입니다. 또는 '눈의 피곤을 덜게 하는 녹색(eye rest green)이라는 말이 있듯이 눈이 피곤하면 먼 곳의 녹색을 보는 것도 좋은 방법입니다.

그렇게 생각하니 주변에 배색되어 있는 색채도 우리들의 마음에는 중요한 요소라고 할 수 있습니다.

6 스트레스와 면역

면역이란 무엇인가

우리의 몸에는 면역이라는 기능이 있습니다. 면역이라고 하면 우리가 우선 생각하는 것은 홍역이나 백일해의 면역일 것입니다. "홍역도 백일해도 한 번 걸리면 면역이 생기니 두 번 다시 걸리지 않는다"라는 말을 합니다.

그런가 하면 첫사랑에 실연하여 낙심천만인 젊은이를 "면역이 생기지 않았으니" 하는 식으로 형용하기도 합니다. 다시 말해 평소에 우리가 매우 애매하게, 그러면서 편리하게 면역이란 말을 쓰고 있습니다.

그러나 의학에서 말하는 면역이란 더 엄밀한 정의가 있습니다.

우리 몸은 태어날 때부터, 자신의 몸속에 있었던 것(자기)과 그렇지 않은 것(비자기)을 식별하는 능력을 가지고 있습니다. 그리고 비자기인 이물(異物), 가령 세균이나 바이러스가 체내에 들어오면 바로 인식하여 그것을 배제하려고 합니다. 그 작용이 면역입니다.

장기이식 때, 이식 수술 그 자체는 잘 돼도 그 후 거부반응을 일으키는 일은 잘 알려져 있는데, 그것도 이 면역의 작용에 의한 것입니다.

면역반응

몸속에 들어 온 것이 비자기라고 인식하면 몸은 '항체'를 만들어 그것을 기억합니다. 그리고 다시 같은 비자기가 몸속에 들어오면 항체가 결합하여 한시라도 빨리 비자기를 배제하려고 합니다.

이 항체와 결합하는 비자기를 '항원(알레르겐)'이라고 하며 항원과 항체가 결합하는 현상을 '항원항체반응' 또는 '면역반응'이라 합니다.

이 면역반응을 응용하여 질병의 예방에 쓰이는 것이 예방접종입니다. 병이 생기지 않을 정도로 약독화(弱毒化) 또는 불활성화한 바이러스의 백신을 접종하면 체내에 항체가 생겨 감염돼도 면역반응이 작용하여 발병을 억제합니다. 홍역이나 백일해의 면역이란 바로 이것을 말하는 것입니다.

자가 면역이란

건강한 몸은 약간의 감염에 대해서라면 면역반응이 작용하여 발병을 예방합니다. 또한 몸의 건강을 지키고 있는 면역반응은 태어나면서부터 몸속에 갖고 있는 것, 즉 자기에 대해서는 원칙적으로는 항체를 만들지 않습니다.

그러나 그중에는 자기인 몸의 구성성분(세포나 단백질)을 비자기로 착각하여 이것에 대해서 항체를 만드는 경우가 있습니다. 이 항체를 '자기항체', 이 항체와의 사이에 생기는 항원항체반응을 '자가 면역'이라 하며 그 결과 생겨나는 질병을 '자가 면역 질환'이라고 합니다.

제가 전문으로 하는 것은 만성관절류머티즘이나 교원병(膠原病)인데 이러한 것은 자가 면역 질환의 대표적인 것입니다.

'류머티즘'이란 말의 어원은 그리스어의 '흐른다'에서 유래하는데 그 까닭은 뇌에서 흘러나온 나쁜 액체가 고여 관절이 아프다고 생각하여 관절에 통증이 있는 병은 모두 류머티즘으로 부르고 있습니다.

현재로는 전신의 결합조직에 특이한 병변(病變)을 일으키는 질병(교원병) 중에서 특히 복수의 관절이 염증을 일으켜 통증, 그러나 화농하지 않는 관절염만을 류머티즘, 정식으로는 '만성관절류머티즘'이라고 합니다.

이 만성관절류머티즘의 원인은 특수한 바이러스에 의한 감염, 대사 이상, 내분비 이상, 영양장애, 자율신경의 이상 등이 고려되고 있습니다. 지금도 원인은 확정돼 있지 않지만, 현재 유력시되는 것은 미지의 바이러스 감염이 원인이 되어 나타나는 면역 이상입니다.

만성관절류머티즘 환자의 혈액이나 관절액을 채취하여 조사하면 '류머토이드 인자'라고 부르는 커다란 분자량을 갖는 특수한 글로불린 단백질체가 보입니다. 이것은 통상의 건강체에서는 거의 볼 수 없는 것입니다. 이 류머토이드 인자는 건강한 사람의 몸속에 있는 작은 분자량의 글로불린 단백질체와 반응하여 염증 등의 병변에 관련되는 성질이 있습니다.

이것으로 알 수 있듯이 건강한 사람에게는 생겨날 수 없는 자신의 몸 조직이나 구성성분에 대해 면역반응을 일으킨 결과 생기는 병, 그것이 만성관절류머티즘이라고 생각됩니다.

스트레스는 만성관절류머티즘의 '방아쇠'가 된다

류머티즘 환자는 일본 전국에 대략 50만 명 정도 있다고 합니다. 이 병은 전신의 관절이 침범되어 관절이 붓거나 통증이 수반되며 자가 면역 질환의 대표격이라고 할 수 있습니다. 원인은 아직도 잘 모르지만, 면역 이상이 그 근저에 있습니다. 류머티즘의 발병도 스트레스와 관계가 있다고 합니다.

외래 환자에게 발병 전에 지금까지와 달랐던 일, 지금까지 없었던 일 등의 유무에 대해 물어보고 있습니다. 그러면 다쳤다든가, 수술했다든가, 출산, 가정 내의 갈등, 이를테면 남편이나 시어머니 하고의 사이가 나쁘다든가 혹은 아이들의 일 등으로 고민한 것이 계기가 되어 류머티즘이 되었다고 호소하는 사람이 대략 3할 가까이 있다는 것을 알게 되었습니다.

한편, 그 류머티즘 환자의 가족력을 조사해 보면 모친과 딸, 자매, 할머니 같은 사람들, 즉 혈연이 있는 사람들에게 많이 발증한다는 사실도 잘 알려져 있습니다. 즉 유전적인 요소가 강한 질환이기도 합니다.

그 후의 조사에서 류머티즘 환자 중 HLA-DR4라는 유전자를 갖고 있는 사람이 많다는 것이 알려졌습니다.

이 때문에 이 질병은 유전에 의한 것인가, 환경에 의한 것인가 하는 논의로 갈라지게 됩니다.

1965년에 발표된 쌍생아 자매의 류머티즘 발증률을 조사한 하버드와 휴우지 등의 보고에 의하면 일란성 쌍생아의 경우 자매가 함께 발증한 경우(발증일치율)가 34%, 이란성 쌍생아의 경우 발증일치율은 7.1%로 알려졌습니다. 이것으로 일란성 쌍생아의 경우는 자매가 함께 류머티즘에 걸릴 확률이 이란성 쌍생아의 5배 가깝다고 볼 수 있습니다. 이러한 사실로서 유전적 요소가 강한 질환이라는 것을 알 수 있습니다.

그다음은 일란성 쌍생아의 한쪽이 류머티즘이고 다른 한쪽이 류머티즘이 아닌 자매를 조사했습니다. 자매간에 생활환경 등 어디가 다른가를 조사한 셈입니다.

그랬더니 류머티즘에 걸린 쪽은 가령 어릴 적에 부상을 입어 자주 학교를 쉬었거나 혹은 결혼 후에는 남편이나 시어머니하고의 갈등이 많아, 즉 결혼생활이 원만하지 못했거나, 혹은 수술을 했거나 업무상 상사하고의 갈등이 있었다는 등 육체적, 정신적인 고통을 당한 경험이 있다는 것을 알게 되었습니다.

따라서 유전적 소인을 갖고 태어났어도 류머티즘이 발증하는가 않는가는 그 사람의 생활환경, 그중에서도 특히 정신적인 부담이 큰 비중을 차지한다는 것을 알게 되었습니다.

스트레스는 면역기능을 저하시킨다

우리 몸은 면역기능('면역능'이라고 한다)이 정상으로 작용함으로써 많은 질병을 예방하거나 발병해도 악화를 막고 있습니다.

다시 말해 면역기능이 활발하게 작용하는 사람은 병에 강하고, 별로 활발하게 작용하지 않는 사람은 병에 걸리기 쉽거나 병이 악화되기 쉽다고 말할 수 있습니다.

그러나 최근의 연구에 의해 스트레스가 이 면역능 혹은 면역반응에 깊게 관련된다는 사실을 알게 되었습니다. 스트레스에 의해 면역능 혹은 면역반응이 저하된다는 것입니다. 그 결과 감염에 대해 방어력이 저하되는 것은 말할 필요도 없고 암에도 걸리기 쉽거나 암의 진행을 촉진시킨다는 것입니다.

암은 지금 우리가 가장 두려워하는 질병입니다. 또 에이즈도 대단한 위협입니다. 그러나 이러한 질병의 열쇠를 스트레스의 유무가 장악하고 있다는 것을 안다면 그 나름대로의 대책도 세울 수 있을 것입니다.

육체적 스트레스를 주어 실험하면

스트레스가 어떻게 심신에 영향을 미치는가, 그것을 실험적으로 증명하는 것은 어려운 일입니다. 그 까닭은 스트레스라는 것은 그만큼 잡을 수 없으며 정체를 알 수 없는 미묘한 것이기 때문입니다. 이 스트레스를 눈으로 볼 수 있도록 형태 또는 수치로 나타내려고 하면 그야말로 대단한 스트레스를 받게 됩니다.

그러므로 우리 대학의 연구실에서는 건강한 사람에게 인공적으로 스트레스를 주고, 그 면역기능을 측정해 보았습니다. 마침 우리 대학병원 옆에는 운동부가 강한 고등학교가 있습니다. 그 운동부원 10명에게 70분간 쉴 새 없이 달리게 했습니다. 육체적인 스트레스를 주는 것이지요.

달리기 전후의 림프구를 채취하여 면역기능을 조사합니다. 면역기능의 측정에는 여러 가지 방법이 있습니다만 암에 대한 면역으로 림프구 속의 'NK세포'의 활성을 조사해 보았습니다.

NK란 'natural killer'의 머리글자로서 이 NK세포는 암세포를 죽이는 작용을 합니다. 그러므로 NK세포가 어떤 이유로 수가 감소하거나 활성이 저하되면 암에 걸리기 쉽습니다.

달리기 전의 평상시에 NK세포 활성은 13~50%를 나타냅니다. 그러나 달리기 후의 측정에서는 거의 전원의 NK세포 활성이 저하되어 있습니다[그림 1-1].

이것으로 보아, 이러한 육체적 스트레스가 오래 계속되면 NK

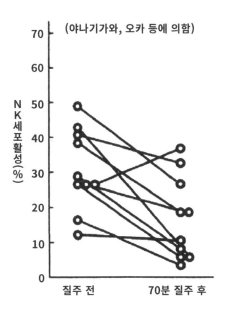

그림 1-1. 육체적 스트레스와 NK세포 활성

세포 활성은 더욱 저하할 것이라고 생각됩니다. NK세포 활성이 저하되면 그만큼 암에 걸리기 쉽게 됩니다. 한때, 단거리 경주의 선수는 암에 걸리기 쉽다는 말을 들은 적이 있습니다. 그 사실이 정확한지 어쩐지는 모르겠으나 그러한 일이 있다면 우리의 실험과 같은 육체적 스트레스의 연속에 의해 암에 걸리게 된 것이 아닌지요.

정신적 스트레스와 NK세포

다음에 소개하는 것도 우리 대학에서 실시한 실험입니다. 학생 10명의 졸업시험 기간과 그 2주일 후에 NK세포 활성을 조사한 것입

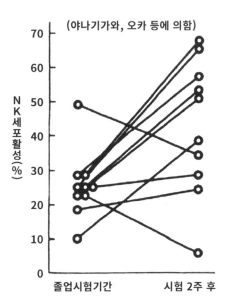

그림 1-2. 정신적 스트레스와 NK세포 활성

니다. 졸업시험은 학생에게는 심리적으로나 육체적으로나 가장 부담이 클 때, 즉 가장 스트레스가 큰 시기입니다. 이때와 시험이 끝나서 한가롭고 스트레스에서 해방된 평상의 시기를 선택한 것입니다.

그 결과는 [그림 1-2]와 같이 나타났습니다. 졸업시험 중 NK세포 활성은 20~30% 정도 저하했습니다. 그러나 시험 2주일 후에는 많은 학생의 수치가 상승해 있습니다.

예외적으로 졸업시험 후에도 NK세포 활성이 저하된 학생도 2명이 있는데 추적조사해 보니 이 2명은 실험결과가 좋지 않아 시험 기간보다도 정신적으로 더욱 울적해 있었다는 것을 알았습니다.

　이런 사실로서 정신적 스트레스에 의해서도 NK세포 활성이 저하되며 그 결과, 암이나 감염증에도 매우 저항력이 약해진다는 것을 추정할 수 있습니다.

필리핀에서 유괴된 와카오지 씨의 경우

스트레스와 암하면 첫 번째로 생각이 나는 것은 이전에 미쓰이물산 마닐라 지점장이었던 와카오지 씨의 경우입니다. 돌아가신 본인이나 유족 분들에게는 매우 안됐지만 유괴, 감금 중에 받은 스트레스가 암을 유발하고 악화시켰다고 충분히 상상됩니다.

　와카오지 씨가 필리핀에서 유괴된 것은 1986년 11월의 일이었습니다. 당시 신문보도에 의하면 골프장에서 돌아오는 길에 무장괴한 5인조에 납치되었습니다. 그 후 와카오지 씨의 사진이 동봉된 협박장이 미쓰이물산과 일본의 매스컴에 보내졌습니다.

　결국 이 감금생활은 4개월 반에 이르고, 풀려난 것은 1987년 4월이었습니다.

　그때부터 불과 1년 10개월, 와카오지 씨는 대장암에 걸리고, 간암으로 전이하여 사망했습니다. 그때가 55세였습니다. 감금생활에서 풀려나 귀국하자마자 와카오지 씨는 국내의 병원에서 정밀검사를 받았습니다. 그때는 아무런 이상이 발견되지 않았다고 합니다. 그러나 이미 상상할 수 없는 강한 스트레스에 의해 면역능이 극단으로 저하되어 암세포와 싸울 힘도 저하되어 있었을 것입니다.

당뇨병과 스트레스

우리들의 몸은 혈액에 함유되는 포도당(혈당)을 에너지원으로 하여 생명을 유지하고 활동하고 있는데, 혈당이 에너지원으로서 이용되기 위해서는 췌장에 있는 '랑게르한스섬' 속의 β(베타)세포에서 분비되는 '인슐린'이란 호르몬의 도움이 있어야 합니다. 당뇨병은 이 인슐린이 부족하거나 작용이 약하거나 하여 인슐린의 부족이 계속되는 질병입니다.

당뇨병이란 것은 대표적인 대사성질환입니다.

필자는 류머티즘과 교원병 전문입니다만, 당뇨병 환자를 진찰할 기회도 적지 않습니다.

당뇨병 환자가 병원에 올 때마다 의사는 혈당치를 측정하여 혈당이 잘 조절되고 있는가를 판단하고 있지만, 당뇨병 환자가 감기에 걸리든가, 야근 등으로 밤중에도 일하는 등 평소하고는 다른 상태의 경우에 검사했을 때는 이상한 결과가 나타남을 알게 되었습니다.

가령 감기에 걸리면 평소처럼 식사를 할 수 없는 일이 많으므로 혈당치가 낮아질 것이라고 생각하지만 반대로 혈당치가 높아집니다. 또한 야근자도 밤을 새며 일하니까 에너지의 소비란 측면에서는 잠자고 있을 때보다는 많을 터입니다. 그러나 역시 혈당치는 높아집니다.

즉, 식사의 섭취를 줄인다든가 에너지를 사용하는 것 이상으로 감기나 야근과 같은 스트레스가 혈당치에 영향을 미친다는 것을 알게 되었습니다.

스트레스가 가해지면 부신피질 호르몬의 분비가 왕성해져 코르티솔이 증가합니다. 코르티솔은 간장에 작용하여 간장에 저장돼 있는 글리코겐을 혈중으로 보내는 작용을 합니다. 따라서 혈당치가 높아지게 됩니다. 이러한 사실로서도 스트레스라는 것은 당뇨병에도 매우 깊은 관계를 갖는다고 말할 수 있습니다.

2

스트레스에 신체는
어떻게 반응하는가

1 스트레스와 생체반응

중추신경과 내분비계에 스트레스가 가해지면

의학에서는 살아 있는 인간의 몸을 '생체'라고 부르고 있습니다만, 이 생체에서는 중추신경계, 내분비계(시상하부, 뇌하수체, 부신피질 등), 면역계의 3계가 네트워크를 이루고 있습니다.

중추신경계란 뇌와 척수를 말하며 신체 구석구석까지 펼쳐져 있는 통신망, 즉 말초신경에서 발송되는 정보를 받아 그것에 대응하는 명령을 발신하는 제어계의 역할을 하고 있습니다.

내분비계란 호르몬을 분비하는 기관입니다. 분비된 호르몬, 가령 뇌에 있는 뇌하수체에서 분비되는 ACTH(부신피질자극 호르몬)는 부신피질에 작용하여 코르티솔을, TSH(갑상선자극 호르몬)는 갑상선에 작용하여 갑상선 호르몬의 생산을 촉진하는 것같이 특정한 표적장기에 작용합니다. 또한 반대로 호르몬이 과잉 분비되면 호르몬은 내분비계의 작용을 억제하며, 신체를 둘러싸고 있는 환경이나 조건이 변해도 체내를 언제나 일정한 상태로 유지하려고 합니다.

그리고 면역계란 앞에서도 이야기했듯이 태어날 때부터 자신의 체내에 있는 것과 그렇지 않은 것, 즉 자기와 비자기를 식별하여 비자기를 체외에서 배제하려고 합니다.

생체는 안팎의 스트레서에 노출되면 이 네트워크를 통해서 정상 상태를 유지하려고 합니다.

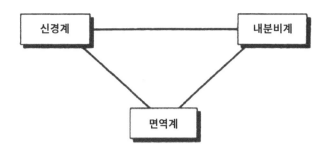

신경계, 내분비계, 면역계는 네트워크를 이루고 있다

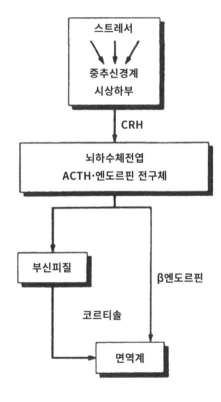

스트레스가 생체에 가해지면

우선, 중추신경계와 내분비계에서 면역계기능을 볼 경우, 어떠한 스트레서가 가해지면 그 자극은 처음에 뇌에 있는 시상하부에 전해집니다. 시상하부란 신경계와 내분비계의 작용을 통합하고 있는 '총사령부' 같은 것입니다. 이 시상하부에서 발신된 신호가 신경계와 혈관계를 통하여 뇌하수체에 전달되고, 다시 뇌하수체가 각각의 내분비선에 명령하여 호르몬을 분비시킵니다.

스트레서가 가해지면 우선 시상하부는 CRH(부신피질자극 호르몬 방출인자)라는 호르몬을 방출하고, 이것이 다시 뇌하수체에서 ACTH나 베타 엔도르핀의 분비를 촉진합니다. 그리고 ACTH는 그 이름과 같이 부신피질을 자극하여 코르티솔의 분비를 촉진합니다.

코르티솔이 대량으로 분비되면 면역계의 작용을 억제합니다. 한편, 베타 엔도르핀은 림프구의 T세포를 증식시키거나 활성화하는 것 외에 NK세포의 기능을 촉진하는 작용을 합니다.

이러한 생리현상을 근거로 하여 히로시게 선생은 스트레스란 CRH의 분비항진을 실험적으로 증명할 수 있는 다종다양한 자극을 포괄적으로 가리키는 용어라고 정의하고 있습니다. 또한 하버드대학의 생리학교수였던 W. B. 캐넌은 스트레스는 다종다양한 자극을 포함하나, 이런 것은 공통적으로 ACTH의 분비를 증가시키는 성질을 공유하는 것이라고 정의하고 있습니다.

정의에 대해서는 용어도 가지고 있고 여러 가지로 문제도 있습니다만 어쨌든 스트레스라는 것은 우선 뇌라든가 중추신경계가 관여하는 반응이라고 할 수 있습니다.

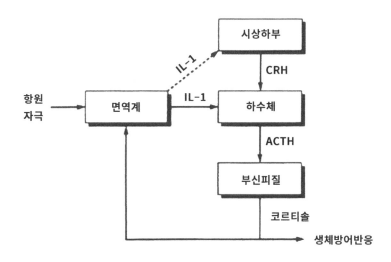

면역계가 자극받았을 때 신경·내분비·면역계의 상호관계

스트레스가 면역계에 가해지면

한편, 면역계에서 중추신경계를 보았을 경우에는 어떻게 되어 있을까요.

생체에 있어서는 체온이 평상열보다 높아지는 발열도 하나의 스트레스가 됩니다. 그러므로 발열이라는 스트레스를 토끼에게 부여한 실험이 있습니다. LPS(리포다당체), 즉 그람음성균에서 적출한 엔도톡신(endotoxin, 내독소)을 토끼에 투여하면 체온이 상승합니다.

이것은 우선 LPS의 자극을 받은 것으로 인해 골수에서 만들어지는 마크로파지(탐식세포)가 인터류킨 I(IL-1)이란 물질을 생산합니다. IL-1이 중추신경계의 발열중추를 자극하여 체온을 상승시킨다고 생각하고 있습니다. 또 하나는 IL-1이 표적세포에 작용하여 프로스타글란딘E를 생산하고 그것이 발열중추를 자극하여 발열하는 것으로 생각하고 있습니다. 그러나 IL-1이 뇌의 입구에 있어 '관문(關門)'의 역할을 하는 혈액 뇌관문을 통과하지 않을까 하는 점에서 현재는 후자의 설이 유력시되고 있습니다.

프로스타글란딘(Prostaglandin)이라는 전문가들 사이에서는 '경이의 생리활성물질'이라 부르는 것으로 우리 몸의 도처에서 극히 미소량이 생산돼 여러 가지 작용을 하고 있습니다. 또한 IL-1은 뇌하수체나 부신피질계를 활성화시키는 작용도 하고 있습니다.

LPS의 자극을 면역계에 작용시키면 앞의 그림처럼 IL-1이 방출되고, 이것이 뇌하수체에 작용하여 ACTH가 생깁니다.

ACTH는 부신피질에서 코르티솔의 분비를 촉진시켜 생체를 방어합니다. 그러나 한편, 이 코르티솔은 면역계에 관해서는 제어적으로 작용하여 마크로파지에서 IL-1의 방출을 중지시킵니다.

이처럼 면역계-뇌하수체-부신피질계는 IL-1을 매개로 하여 적절하게 조절되고 있습니다.

자율신경

우리가 위험 등에 노출되면 교감신경을 중심으로 한 생리현상을 인식하게 됩니다. 예를 들면 두근거림, 떨림, 발한 등의 생리현상입니다.

화남, 두려움, 기쁨 등의 격한 감정(정동)과 관계있는 자율신경에는 교감신경과 부교감신경이 있습니다. 크게 나누면 교감신경은 '공격적인' 자율신경이라 말할 수 있으며 부교감신경은 '평화적인' 자율신경이라 할 수 있습니다. 이 두 개가 상반되는 작용을 하며 필요에 따라 어느 쪽인가의 작용을 활발하게 하여 생체 내 감정의 균형을 적절하게 유지하고 있습니다.

교감신경은 화가 났을 때라든가 심하게 공포에 빠졌을 때 흥분하고, 몸을 가누든가 공격하려고 할 때 적합한 작용을 합니다. 즉 심장의 움직임을 촉진하고, 혈액순환을 촉진시키고 또한 동맥을 수축시켜 혈압을 높이므로 신체의 구석구석까지 혈액을 공급합니다. 이때, 폐의 운동도 활발해지므로 혈액은 단시간 내에 많은 산소를 함유하여 깨끗한 혈액이 됩니다.

또한 부신에서는 아드레날린이 분비되어, 그 결과 간장에서 에너지의 원천인 포도당이 혈액에 방출되므로 힘을 낼 수 있어 피로를 적게 합니다.

아드레날린은 노르아드레날린과 더불어 부신수질에서 분비되는 호르몬이며 혈관을 수축시켜 혈압을 높이는 작용을 합니다. 대출혈 등으로 혈압이 저하했을 때 등, 이 두 호르몬이 혈압을 상승시키는 작용을 합니다.

교감신경이 흥분했을 때는 긴장하여 잠을 이룰 수 없고 공복감도 없습니다. 부교감신경은 이것과는 반대로 심장이나 호흡작용을 온화하게 하여 타액이나 위액의 분비를 증가시켜 음식물의 소화를 돕습니다.

교감신경, 부교감신경은 모두 뇌 혹은 척수에서 나와 말초에 분포하고 있습니다. 교감신경섬유의 대부분은 아드레날린이 작용하고, 부교감신경에서는 주로 아세틸콜린이 화학물질로서 작용합니다.

타고난 교감신경계의 긴장이 강한 사람이나 부교감신경계의 긴장이 강한 사람이 있는데 이런 사람에게 스트레스가 가해지면 자율신경계의 불균형이 초래되어 심신증(心身症)에 걸리게 됩니다.

자율신경은 스트레스에 민감

사람의 감정과 신경화학물질인 아드레날린과의 관계에 대하여 처음으로 연구한 것이 앞에서 말한 캐넌입니다. 흥분에 수반하는 생리학적 변화는 교감신경계의 기능이 촉진되는 데 따라 생겨난다는 생각인데, 캐넌은 짖어대는 개 앞의 고양이를 실험동물로서 관찰했습니다. 즉 강렬한 불안, 공포, 노여움이라는 스트레스에 노출되었을 때 볼 수 있는 생리적 변화를 조사했습니다.

결과에 의하면 흥분상태에 있는 동물에서는 눈이 크게 떠지고, 타액이나 소화액의 분비가 감소하는 것 외에 위나 장 등 소화관의 움직임은 약해지고 심박동수의 증가, 발가락의 발한, 혈당치의 상승 등이 나타났습니다. 그것은 마치 아드레날린을 동물에 투여했을 때 생기는 변화와 같다는 것이 확인되었습니다.

이러한 사실로서 생체가 위험에 노출되었을 경우, 상대에 대항하든가 도망가는 것밖에 없는데 그때의 교감신경의 긴장상태는 그 동물이 생존하기 위한 반응이라고 간주할 수 있습니다. 캐넌은

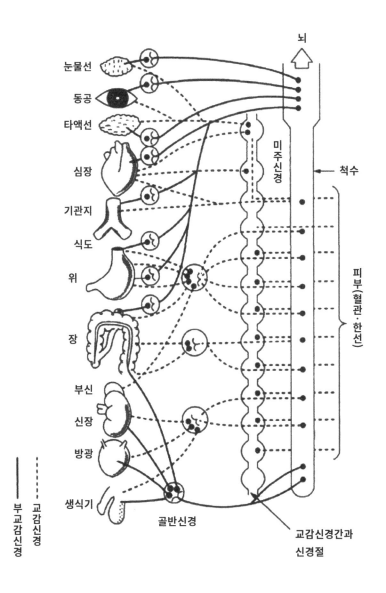

눈물선

동공

타액선

심장

기관지

식도

위

장

부신

신장

방광

생식기

골반신경

뇌

미주신경

척수

피부(혈관·한선)

교감신경간과
신경절

부교감신경

교감신경

자율신경은 여러 가지 장기와 관계가 깊다

이것을 '긴급반응'이라 하고, 이러한 반응에 중요한 역할을 하고 있는 것은 아드레날린일 것이라고 추측했습니다.

이 실험은 교감신경, 부교감신경의 생리적인 반응을 파악함과 함께 그 역할분담을 분명하게 했습니다.

정동의 성상 ＼ 자율신경 기능	교감신경 기능	부교감신경 기능
경악, 급성의 공포, 분노	⧣	-
지속적인 불안, 노여움, 흥분	⧣	⧣
불안, 휴식	-	+
실망, 우울증, 비애, 우수	-	-

정동의 패턴과 자율신경 기능의 관계(야마시타, 1979)

그러나 모든 생리적 반응이 아드레날린만으로 설명될 수 있다고는 할 수 없습니다. 그 후, 교감신경의 흥분에는 아드레날린만이 아니고 노르아드레날린도 중요한 역할을 하고 있다는 것이 밝혀지게 되었습니다.

야마시타 선생은 표에 나타낸 것같이 정동(情動)의 성상을 4개의 유형으로 분류하고 각각은 자율신경 기능과 어떻게 대응하는가를 조사했습니다.

첫 번째 유형은 경악이나 공포, 분노 등이며 교감신경 기능의 항진에 의한 것입니다.

두 번째 유형은 지속적인 불안이나 긴장, 화남, 흥분 등의 정동 변화로서 이 유형은 정동이 비교적 지속되는 것이 특징입니다. 가령 스트레스가 가해지면 위산의 분비가 항진하거나 소화관의 움직임이 활발해지고 이것이 지속되면 위점막에 미란(糜爛)이나 궤양이 생기는 일이 있습니다.

　　이러한 소화관의 이상은 부교감신경의 기능항진에 의해 생기는 것으로 여겨지고 있습니다. 그러나 불안이나 노여움 등은 교감신경의 기능항진에 의한 것으로 이때에는 교감신경과 부교감신경계의 흥분이 동시에 생겨나는 것입니다.

　　세 번째의 유형인데 이것은 첫 번째, 두 번째의 유형과 다음의

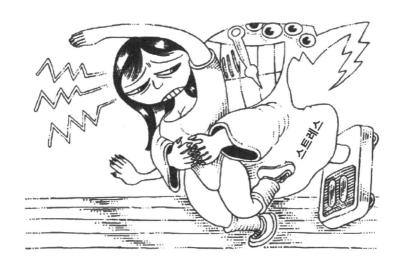

급격한 다이어트도 몸에는 스트레스가 된다

네 번째 유형의 중간에 위치하는 것으로 긴장 등에서 해방되어 휴식이나 편안한 기분이 되는 것을 의미합니다.

생명을 유지하는 데 있어 교감신경이 끊임없이 일정한 긴장을 유지하는 것은 필요하지만 특별하게 위험하다든가 공포에 빠진 상태가 아닌 경우에는 상대적으로 부교감신경이 우위의 상태를 유지한다고 생각됩니다. 따라서 다른 유형으로 옮겨질 전 단계의 상태로서 이 세 번째의 유형이 존재한다고 생각할 수 있습니다.

네 번째의 유형은 실망, 억울, 비애, 우수와 같은 정동입니다. 이것은 교감신경, 부교감신경이 함께 억제된 상태입니다. 억울한 상태나 실망했을 때는 위산분비가 감소하고 소화관의 움직임도 약해지고, 이것에 수반하여 음식물의 통과시간도 길어집니다. 또한 슬픔이 심해지거나 비관하면 심박동수의 저하 및 혈압저하도 볼 수 있습니다.

다이어트도 몸에는 스트레스

다이어트도 건강을 생각하면서 서서히 실행하면 당뇨병이나 기타의 성인병 예방에도 도움이 됩니다. 그러나 급격한 다이어트나 지나친 다이어트는 역시 스트레스가 됩니다.

교토부립의대의 아오이케 선생은 쥐를 절식시켜, 다시 말해서 급격한 다이어트를 시켜서 그때의 면역담당세포, 즉 NK세포 활성이 어떻게 되어 있는가를 조사했습니다. 그 결과, 급속한 다이어트에 의해 5일째 벌써 NK세포 활성이 크게 감소되어 있었습니다. 결국 면역능이 저하된 셈이며, 암이나 감염증에 걸리기 쉬운 체질이 되었다는 것을 알았습니다.

　반대로 약간씩 다이어트하거나 혹은 절식하는 것은 성인병에도 효과적이라고 합니다.

　이러한 실험이 있습니다. 생쥐에게 고칼로리식을 먹을 만큼 먹게 하는 실험군과 보통식을 80% 정도, 즉 7~8할의 양만큼 주는 실험군으로 나누어 사육하여 양 그룹 간의 생쥐 수명을 관찰했습니다. 그 결과 언제나 만복으로 있는 생쥐 쪽이 먼저 죽었습니다. 아마 비만이나 동맥경화로 인해 빨리 죽는 것이 아닐까 생각됩니다.

　이 결과로서 알 수 있듯이 다이어트 혹은 체중조절은 비만한 사람에게는 불가결하지만 급격하게 실시하는 다이어트는 면역능의 저하 등 많은 문제가 생긴다는 것을 알 수 있습니다.

　좀 오래된 이야기이지만 한 여배우가 다이어트에 도전하여 외견상으로 몹시 여위어져 얼핏 보기에는 성공한 듯이 보였습니다. 그러나 그 여배우는 암에 걸리고 20대 중반에 요절했습니다. 아마 급속한 다이어트로 인해 NK세포 등의 면역담당세포가 줄어 발암한 것이라고 추측할 수 있습니다.

NK세포

NK세포란 앞에서 설명했듯이 'natural killer cell'을 말하며 종양화한 세포나 바이러스에 감염된 세포를 구별하여, 그것들을 파괴하거나 배제하는 능력이 있는 림프구입니다.

　사람의 혈액 1㎖ 속에는 5000~9000개의 백혈구와 500만 개의 적혈구가 함유되어 있습니다. 이 백혈구 중 20~50%가 림프구이며, 그 림프구 중에도 스트레스와 면역계와 관련 있는 세포로 일찍부터 알려져 있던 것이 T세포와 B세포였습니다.

또한 이러한 세포는 체내에서 생성되는 생리활성물질의 영향을 받아 헬퍼 T세포(helper T cell), 킬러 T세포(killer T cell), 서프레서 T세포(supressor T cell) 등으로 변하여 각종 자극에 대응하여 생체를 방어하는 작용을 합니다.

이 림프구의 기능상 분류는 아직도 계속되고 있으나 현재 암을 강력하게 파괴한다고 생각되는 것이 NK세포입니다.

NK세포는 평소 우리의 체내를 일정한 수로 자연적으로 순환하고 있습니다만, 암세포와 접촉하면 NK세포의 세포질에 있는 과립에서 '퍼포린(Perforin)'이라는 물질을 방출합니다. 퍼포린이란 관통한다든가 구멍을 뚫는다는 뜻의 말 '퍼포레이션(Perforation)'에서 유래한 것입니다. 그 말의 뜻대로 암세포의 막에 이 물질이 들어가면 구멍이 생기고 그곳에서부터 세포 속에 물과 염분이 유입하여 암세포는 죽게 됩니다.

그러므로 이 NK세포가 제대로 기능을 발휘한다면 암을 꽤 예방할 수 있을 것입니다.

그러나 이 NK세포는 앞에서도 언급했듯이 강한 스트레스를 받으면 수가 감소됩니다. 그 결과 암세포가 제멋대로 증식하는 것을 방지할 수 없게 됩니다.

그렇다면 왜 스트레스를 느끼면 NK세포의 수가 감소되는 것일까요? 현상으로서 그러한 사실일 뿐이지 아직 그 메커니즘에 대

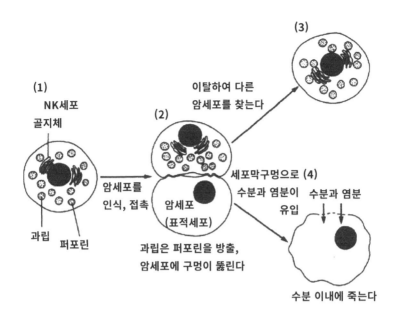

NK세포가 파괴하는 메커니즘

해서는 전혀 모르고 있습니다.

당초부터 NK세포가 어느 세포에서 어떻게 성숙하여 생겨나는지, 그 발생의 유래도 모르고 있습니다. 그러나 스트레스가 가해지면 NK세포로 성숙할 수 없게 되거나 혈액에서 어떤 장기 속에 들어가, 얼핏 보면 감소한 것같이 보일 뿐인지도 모릅니다.

이러한 분야에 대해서는 아직 모르는 것이 너무 많습니다.

킬러 T세포와 LAK세포

NK세포 이외에도 암세포를 파괴하는 능력이 있는 세포가 있습니다.

그 하나는 림프구의 일종인 '킬러 T세포(K세포)'이며, 이 세포는 표면 항체에 반응하는 리셉터(수용체)가 있습니다.

우리 몸은 통상, 자신의 세포에 대해서는 항체를 형성하지 않고, 비자기인 세포(암세포 등)에 대해서만 항체를 형성합니다. 그런데 K세포 자신은 엄밀하게 자기와 비자기를 구별하는 능력이 없습니다. 그러므로 세포에 항체가 있는가, 없는가에 따라 K세포는 자기와 비자기(암세포)를 인식합니다.

또 하나가 'LAK(Lymphokine Activated Killer)세포'라고 부르는 림프구입니다.

이것은 채취한 림프구에 활성화 T세포에서 산출되는 인터류킨2를 가하여 몇 시간 배양하면 유도되는 림프구로서 여러 가지 종류의 암세포를 파괴합니다.

이 LAK세포도 NK세포와 마찬가지로 암세포 표면의 당단백질을 인식하여 반응하는 것으로 생각하고 있습니다. 이 방법은 실제로 암 치료에 사용되고 있습니다. 환자 자신으로부터 백혈구를 대량 채취하여 그 속에서 림프구만을 적출하여 인터류킨2를 가해서 며칠간 배양합니다. 그러면 LAK세포가 유도되어 증식하므로 그 수가 증가합니다. 이 유도된 LAK세포를 환자의 체내에 다시 주입합니다.

이 LAK세포는 원래가 환자 자신의 림프구이므로 거부반응도 없습니다. 지난 일이지만, 미국의 레이건 전 대통령이 LAK치료를 받고 있다는 뉴스가 신문에 보도된 적도 있습니다. 이 LAK요법은 몇 가지의 문제점은 있으나 현재 일본에서도 실시되고 있습니다.

2 스트레스 학설

호메오스타시스

실험의학의 원조라고 알려진 19세기 중반의 프랑스 사람 C. 베르나르는 생체의 세포에 어디나 할 것 없이 흐르는 혈액과 림프액을 가리켜 이것을 '내부 환경'이라고 불렀습니다. 내부 환경은 생체의 각 기관이나 장기의 작용에 영향을 미치지만, 이 내부 환경이 평형을 유지하고 항상 일정한 상태를 이룬다는 것은 건강에 매우 중요하다고 제창했습니다.

외부 환경은 기온이나 온도, 기상 등 우리들의 주변을 둘러싸고 있는 환경을 지칭하지만 베르나르는 내부 환경을 이것과 대비시켜 생각한 셈이며, 외부 환경이 변해도 내부 환경이 일정하게 유지되는 것이 생체에 있어 중요하다고 말했습니다.

베르나르의 생각을 더욱 연구, 발전시킨 것이 미국 하버드대학의 생리학 교수 W. B. 캐넌입니다. 그는 지금부터 약 50년 전에 생체가 평형을 유지하는 것을 '호메오스타시스(Homeostasis; 항상성)'라 불렀습니다. 호메오는 동일, 스타시스는 일정한 상태라는 의미이며 생체의 포도당이나 단백질, 지방, 전해질, 산소 농도, 체온 등 비록 외부 환경이 변해도 생체 내에서는 일정하게 유지되는 것을 말합니다.

우리 몸의 호메오스타시스의 대표적인 예는 체온조절입니다. 이것은 우리 인간에만 한하지 않고, 진화가 앞선 척추동물에서도

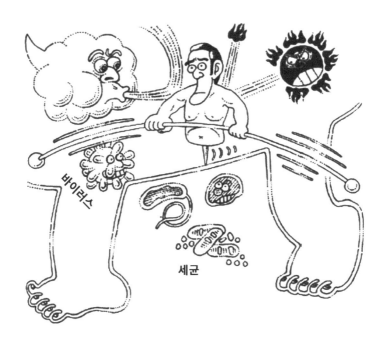

인체의 호메오스타시스

마찬가지입니다. 외부의 기온이 상승해도 또는 반대로 하강해도 체온은 거의 일정하게 유지됩니다.

또한 우리들은 일반적으로 짠 것을 먹으면 목이 말라 수분이 필요하게 되는데 이것도 호메오스타시스의 한 보기입니다.

소금을 지나치게 섭취하면 혈액 중의 나트륨이 증가합니다. 그러면 혈액 중의 염분 농도를 희석시켜 일정한 농도를 유지하기 위해서 우리 몸은 수분을 원하게 됩니다. 물을 먹고 싶은 것은 이 때문이지만, 조직 내에 있는 수분도 혈액 중의 염분 농도를 희석시키려고 혈액 속으로 이동합니다. 이 상태가 계속되면 혈액 중에는 나트륨도 수분도 증가할 것 같지만, 신장이 정상으로 작용한다면 여분의 나트륨도 수분도 오줌으로 배설되어 호메오스타시스가 유지되는 셈입니다.

이 호메오스타시스를 능동적으로 본다면 '적응'이라 할 수 있습니다. 예를 들면 앞에서 말했듯이 우리 몸은 한여름의 땡볕 아래서 외부 기온이 38~39℃를 넘어도, 거기에 따라 체온까지 오르는 일은 없습니다. 땀을 흘리는 것으로 체온조절이 이루어집니다.

이처럼 밖으로는 땀을 흘린다는 것밖에 보이지 않지만, 체내에서는 병행하여 여러 가지 신경이나 호르몬, 림프구 등이 작용하여 서로 협조를 유지하고 있습니다. 이것이 '적응력'이며 이 때문에 우리는 여름의 엄청난 더위에도 겨울의 추위에도 적응하여 살아갈 수 있습니다.

그러나 그중에는 혹서로 더위를 먹든가, 엄동에 동상에 걸리는 사람도 있습니다. 이러한 경우는 적응할 수 없었던 셈이며, 외부 환경에 의해 스트레스에 걸린 셈입니다.

스트레서가 달라도 반응은 같다

스트레서라는 말을 일반화시킨 생리학자 셀리에는 여러 가지 스트레서로 신체에 어떠한 변화가 생기는가를 조사했습니다. 지금으로부터 60년 전의 일입니다만, 그중에서 스트레스에 걸리면 공통적으로 볼 수 있는 현상으로 기재된 것은 위궤양이나 십이지장궤양의 발생, T림프구의 분화와 관련 있는 흉선이나, 림프구가 집합하는 림프의 위축, 부신피질의 비대입니다. 실제로 그 후의 여러 가지 실험에서도 동물에 스트레스를 가하면 비슷한 변화를 보게 됩니다.

생체는 자율신경계, 면역계, 내분비계 같은 조절 기구를 사용하여 스트레스에 적응하려고 합니다. 그러나 과잉의 스트레스인 경우에는 앞에서 지적한 증상을 일으키게 됩니다.

세리에는 스트레서의 종류가 여러 가지로 달라도 생체에서 볼 수 있는 반응은 같다는 점에서 이러한 반응은 모두 비특이적인 반응이 아닐까 생각했습니다.

즉 석유든 석탄이든 댐이든, 핵분열 등은 에너지라는 공통적인 것으로 일단 변한 다음에 비로소 전기가 되든가 자동차를 움직이게 할 수 있습니다. 세리에는 스트레스도 이것과 같다고 여기고, 근무 시의 불만이나 결혼생활의 불화, 싸움에서의 피곤 혹은 '마음의 상처' 등도 일단 스트레스라는 상태로 되었다가 그 후에 소화성 궤양이나 정신병, 심장병 등의 질병을 일으키게 되는 것으로 생각했습니다.

만성적 스트레스

지금 설명한 스트레스는 비교적 급성의 스트레스 상태에서의 생체의 변화지만, 스트레스가 만성적으로 계속되면 어떻게 될 것인가에 대해서도 세리에는 검토하여 이것을 '전신적응증후군'으로 제창했습니다.

즉 '전신'이란 것은 반응이 몸의 일부에 대해서만 아니라 전신에 미친다고 생각했기 때문입니다. '적응'이란 것은 이 전신에 미칠

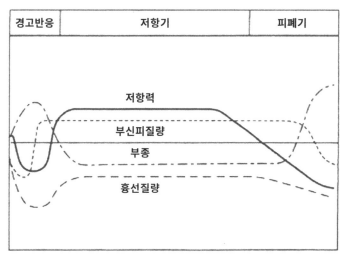

경고반응	저항기	피폐기

저항력

부신피질량

부종

흉선질량

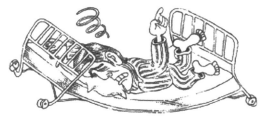

만성적 스트레스(전신적응증후군)가 계속되면

만한 반응이 생체로서는 방어적 의미를 갖고, 생체의 적응유지를 위해서는 필요한 일이라고 생각했기 때문입니다. 그리고 '증후군'이란 것은 하나의 반응만이 아니라 복수의 반응이 나타나기 때문입니다. 이 전신적응증후군은 3 시기로 구분할 수 있습니다.

첫째는 '경고반응기(alarm reaction)'입니다. 이것은 생체가 갑자기 스트레스에 부딪혔을 경우로 다시 2 시기로 나누어집니다.

경고반응기의 첫 번째는 '쇼크상(相)'으로 생체가 급격하게 스트레서를 받아 스트레스를 받고 있는 시기입니다. 그 때문에 혈압도 체온도 혈당치도 내려가고, 활동성도 전반적으로 억제되고 근육의 긴장은 저하하고 위나 십이지장에 궤양이 생깁니다. 스트레서가 생체에 대해 너무나도 극심할 경우에는 죽는 일도 있습니다.

경고반응기의 또 하나의 시기는 '반쇼크상'으로 스트레서가 계속되면 생체는 이러한 상태에서 탈출하기 위해 쇼크상하고는 반대의 현상을 나타낼 수 있습니다. 즉 혈압도 체온도 혈당치도 높아지고 근육의 긴장은 증가하고, 쇼크상에 대한 생체의 방어반응이 보이게 됩니다. 이 시기에는 당면한 스트레서에 대한 저항성이 증가하는 것과 동시에 다른 스트레서에 대해서도 저항성을 나타냅니다.

둘째는 '저항기(stage of resistance)'입니다. 이 시기에는 지속되는 스트레서에 대해서는 저항성을 유지하고 안정하게 스트레서에 대응하는 시기입니다. 그러나 당면의 스트레서에 대해서는 저항성을 나타내지만 다른 스트레서에 대해서는 저항성이 저하합니다.

셋째가 '피폐기(stage of exhaustion)'입니다. 피폐란 흔히 말하는 '녹초가 되었다'는 상태로서 피곤에 지친 것을 말합니다. 이 시기는 스트레서가 지속되는 상태가 되면, 그 이상 견딜 수 없게 되어 결국은 저항력이 없어지는 시기로서 앞서 말한 쇼크기와 비슷한 증상이 나타납니다. 즉 혈압이나 체온은 다시 저하하고 부신피질의 기능도 저하하여 결국은 사망하게 됩니다.

3 스트레스의 종류와 면역반응

스트레서가 다르면 면역반응도 다르다

앞에서 기온상승과 체온조절의 호메오스타시스에 대해 언급했습니다만 스트레스와 생체반응을 신경계, 호르몬계로 보면 일반적으로 생체에 스트레스가 가해지면 교감신경의 긴장이 높아지고, 뇌하수체에서 부신피질이 활성화되어 스트레스에 대한 생체의 적응현상을 볼 수 있습니다.

그러나 스트레스가 강력하거나 혹은 장시간에 걸치는 데 따라 생체는 적응할 수 없게 되어 여러 가지 장해가 나타납니다.

앞에서도 필리핀에서 유괴, 감금된 후 대장암에서 전신으로 암이 전이되어 사망한 전 미쓰이물산 사원 와카오지 씨의 예를 들었습니다만, 그 이외에도 감염되기 쉽거나 지병이 재발 혹은 악화하는 것은 흔히 있는 일입니다. 이는 일반적으로 스트레스가 생체의 방어능을 저하시키기 때문이며 당연한 귀결이라고 보아도 좋은 것입니다.

세리에가 했던 스트레스를 가하는 실험에서 공통으로 볼 수 있는 현상은 위나 십이지장의 궤양, 흉선이나 림프절의 위축, 부신피질의 비대로서 이러한 것은 분명히 동물에 급성의 스트레스를 부여하면 볼 수 있는 소견입니다.

그러나 최근에는 스트레스 반응이 면역에 미치는 영향 중에서 스트레서의 차이에 따라 면역응답의 발현양식이 다르다는 것이 알

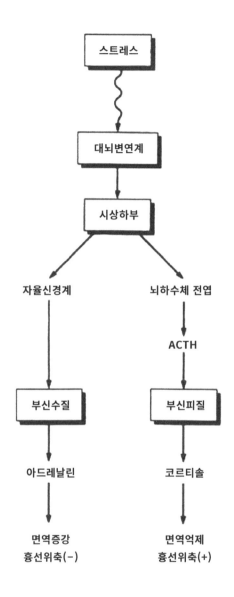

스트레서의 차이로 면역반응이 다른 메커니즘

려졌습니다.

예를 들어 물리적 스트레스인 쿡쿡 쏘는 아픔이나 심리적 스트레스인 단독 격리로는 흉선의 위축은 나타나지 않습니다. 지금까지는 어떠한 종류의 스트레스라도 면역능이 저하한다고 했으나 흉선이 위축하지 않고, 도리어 면역능이 증가하는 경우가 있다는 것이 알려지게 되었습니다.

그러므로 구루메(久留米)대학 의학부의 후지와라, 요코야마 선생 등은 흉선의 중량을 측정하는 것으로 스트레스에 수반하여 생기는 면역응답의 플러스 또는 마이너스의 변동을 분류하여 그 메커니즘을 조사했습니다. 그 결과, 외과수술 등의 스트레스로 흉선 위축이 일어나는 경우에는 면역능이 억제되고, 쑤시고 아픈 자극같이 흉선의 위축을 볼 수 없는 스트레스로는 반대로 면역능이 증가된다는 것이 알려졌습니다.

즉 흉선 위축을 일으키는 스트레스의 경우는 뇌하수체, 부신피질계를 통해 코르티솔이 증가하여 면역능이 저하하지만, 흉선의 위축을 일으키지 않는 스트레스로는 시상하부에서 교감신경이 작용하고 부신의 수질이 자극되어 아드레날린의 방출이 생겨 면역능이 증가된다는 것입니다.

따라서 스트레스의 종류에 따라 시상하부에서 뇌하수체, 부신피질에 작용하는가 혹은 시상하부에서 교감신경에 작용하는가, 2개의 계 중 어느 쪽이 자극되는가에 따라 면역반응의 방향이 결정됩니다.

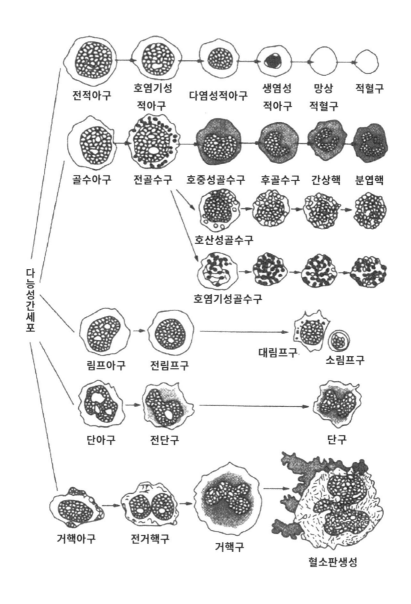

전적아구   호염기성 적아구   다염성적아구   생염성 적아구   망상 적혈구   적혈구

골수아구   전골수구   호중성골수구   후골수구   간상핵   분엽핵

호산성골수구

호염기성골수구

림프아구   전림프구   대림프구   소림프구

단아구   전단구   단구

거핵아구   전거핵구   거핵구   혈소판생성

다능성간세포

림프구 등의 혈액세포는 분화, 성장한다

스트레스와 면역세포

스트레스와 내분비계에 대해서는 앞에서 소개한 캐넌의 정동 아드레날린설을 효시로 하여 연구가 활발하게 진행되었으나 스트레스와 면역, 면역과 신경계, 내분비계의 관계에 대해서는 비교적 최근에 알려졌습니다.

우리 몸을 구성하고 있는 세포 내에서 림프구(면역계)와 뇌신경세포(신경계)는 생체가 경험한 일을 기억하거나 필요에 따라 상기할 수 있습니다. 또한 어느 쪽 세포도 많은 자극을 포착하여 그것에 대응할 수 있을 뿐만 아니라 생체 내에 일어난 일을 전달하기 위한 화학물질을 만들 수도 있습니다.

림프구는 호중구(好中球)나 호산구, 호염기구 등과 같이 백혈구의 동류 골수에서 생성됩니다.

이 림프구는 백혈구 전체의 20~50%를 점유하는데 항원과 반응한 결과, 활성화되어 여러 가지 기능을 발휘하여 항원물질을 배제하려고 작용합니다. 그리고 그 기능은 서로 상이한 림프구에 의해 분담됩니다.

어떤 림프구는 항원과 반응한 결과, 항체생산세포로 분화하여 항체를 생산하는 역할을 합니다. 이러한 종류의 림프구를 'B세포'라고 합니다.

한편, 미숙한 림프구가 흉선 내에 들어가 흉선의 상피성세포의 영향 하에서 분화한 것을 'T세포'라 합니다. 흉선 내에서는 림프구의 분열증식이 매우 활발하지만 실제로 T세포로서 면역 기능을 다하는 것은 그중의 극히 일부인 것으로 알고 있습니다. 이처럼 림프구는 분화하면서 성숙해지는 것입니다. 즉 처음부터 성숙한 림 프구가 있는 것이 아니고 다른 세포에서 생성되는 생리활성물질로 부터의 정보나 자극에 의해 새로운 기능을 갖거나 세포분열하면서 성장하는 것입니다.

지금까지 림프구는 몸속에 들어 온 바이러스나 세균에 대해 서 뇌하고는 관계없이 반응하고 있는 것으로 여겨져 왔습니다. 그 러나 현재로는 림프구(면역계)와 뇌 사이에 관련이 있다는 것이 알 려졌습니다. 그러므로 면역계의 세포는 '부유신경세포(free float- ing nerve cell)'라고 하거나 '움직이는 뇌(mobile brain)'라고도 합 니다.

그런데 우리 몸속에 스트레스가 있는 상태를 의학적으로 말하 면 부신피질 호르몬 속에 코르티솔이 증가해 있습니다.

이 코르티솔이 증가하기까지는 여러 가지 신경세포로부터의 자극이 뇌로 전달되는 셈인데, 이 신경세포는 바이러스나 세균 감 염을 직접 포착할 수는 없습니다.

그러므로 체내를 순환하고 있는 림프구가 뇌신경세포 대신 세 균이나 바이러스를 포착하여 그것을 뇌로 전달합니다. 이때 인터류 킨1, 인터류킨2, 혹은 뇌하수체에서 분비되는 부신피질 자극호르몬 (ACTH) 등을 매개로 하여 뇌로 전달되는 것으로 생각하고 있습니 다. 인터류킨1이란 다음에도 설명하겠지만 마크로파지 등의 세포 가 생산하는 물질이며 T세포에 작용합니다. 이 작용을 받은 T세포 는 인터류킨2를 생산합니다. 또한 뇌세포 속에서도 인터류킨1이 생 성되는 것으로도 알려져 있습니다.

이 인터류킨1의 합성은 코르티솔이 많아지면 억제됩니다. 따라서 스트레스일 때는 인터류킨1→ACTH→코르티솔→인터류킨1이란 피드백계가 성립됩니다.

스트레스가 가해졌을 때의 피드백에 의한 조절은 단순한 ACTH나 코르티솔의 피드백과는 달리, 인터류킨1과 같은 외부의 자극에 반응하는 활성물질이 피드백계에 들어와 인터류킨1→ACTH→코르티솔이라는 시스템으로 조절되는 것으로 생각됩니다.

스트레스 호르몬 같은 물질 '인터류킨1'

인터류킨1(IL-1)이나 인터류킨2(IL-2, 현재 IL-13까지 알려져 있음)는 마크로파지나 단구, 림프구, 호중구 같은 면역 담당세포에서 생산되는 생리활성물질로서 생체 내에서의 세포와 세포의 정보전달에는 불가결한 것입니다. 이러한 물질은

① 매우 미량으로 그 작용을 발휘한다.

② 세포 표면에 있는 특이적 수용체와 결합함으로써 비로소 생리활성작용을 갖는다.

③ 세포 간 상호작용이 있으며 네트워크를 이루고 있다.

④ 생체 호메오스타시스의 유지에 필요하다.

등 호르몬과 매우 유사한 작용을 하므로 '호르몬성 물질'이라고 여겨지고 있습니다.

"호르몬과 다른 것은 호르몬은 혈중에 들어간 다음에는 표적장기에 작용하는 데 반해 IL-1이나 IL-2는 생산된 국소에서 작용한

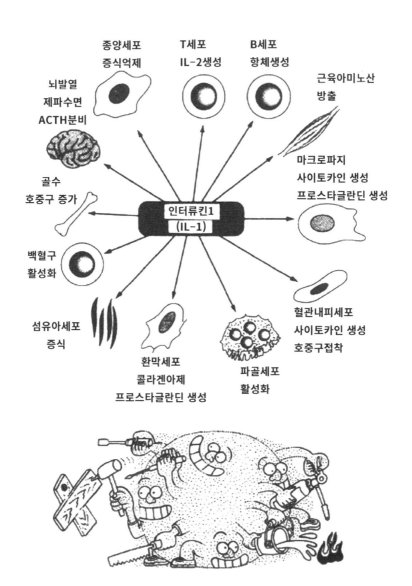

종양세포
증식억제

T세포
IL-2생성

B세포
항체생성

뇌발열
제파수면
ACTH분비

근육아미노산
방출

골수
호중구 증가

인터류킨1
(IL-1)

마크로파지
사이토카인 생성
프로스타글란딘 생성

백혈구
활성화

섬유아세포
증식

환막세포
콜라겐아제
프로스타글란딘 생성

파골세포
활성화

혈관내피세포
사이토카인 생성
호중구접착

인터류킨1의 작용

다는 점입니다. 스트레스 호르몬이라고 말하는 코르티솔도 어떤 스트레스가 있으면 생산이 증가하는 일이 있는데, IL-1이나 IL-2 같은 생리활성물질도 때로는 과잉 생산되는 일이 있습니다. 이 점에서도 스트레스 호르몬과 같은 물질이라고 간주됩니다.

이 IL-1은 특히 염증반응에서는 염증의 자극이 있고 약 1시간경부터 상승하기 시작하여 3, 4시간에서 정상에 이르고 6에서 8시간 후에는 그 생산이 쇠퇴하는 것으로 보아 조기의 생체방어반응에 관련되는 인자라고 생각되고 있습니다.

현재 알려져 있는 인터류킨1의 생리활성을 염증에다 두고 생각해 보면, 우선 생체는 어떤 스트레스에 대응하여 체온을 상승시켜 대사회전을 촉진합니다.

나아가서 인터류킨1은 혈관내피세포에 작용하여 마크로파지의 유주(遊走)를 활성화하고 또한 골수를 자극하여 혈중에 마크로파지의 유출(流出)을 촉진합니다. 염증이 생긴 국소에서는 마크로파지나 NK세포의 기능을 높여 생체방어의 효율을 높입니다.

또한 혈액에 함유된 철분이나 아연 성분의 농도를 저하시켜 미생물의 번식에 불리한 환경을 만듭니다. 또 염증국소에 존재하고 있는 항원에 대해서는 항체생산이나 킬러 T세포의 반응을 증폭시킵니다.

염증이 있는 장소에서는 여러 가지 단백질 효소가 활성화하여 염증을 억제하도록 작용한다는 것은 잘 알려져 있습니다. 그러나 단백질효소가 지나치게 작용하면 조직을 파괴하기도 합니다. 그러므로 인터류킨1은 여러 가지 단백질효소의 제어인자를 생성하여 염증의 진전이나 조직의 파괴를 억제하는 방향으로도 작용합니다.

만일 우리 몸에 암이 침범했다면, 그 암세포의 주변에는 염증이 생깁니다. 또한 세균이나 바이러스에 감염돼도 그 부위에는 염증이 생깁니다. 이러한 염증을 최소한으로 억제할 수 있도록 체내에서는 여러 가지 세포나 그것에서 생성되는 생리활성물이 작용하는 셈입니다.

그리고 이러한 피드백계는 뇌하수체에 작용하여 ACTH를 분비시켜 부신피질에서 코르티솔을 생산함으로써 전체의 염증을 제압하는 작용을 합니다. 코르티솔은 가장 강한 항염증작용을 하는 물질입니다.

아직 밝혀지지 않은 점도 많이 있습니다만 이처럼 인터류킨1은 생체의 여러 가지 장면에서 중요한 역할을 한다고 생각됩니다.

스트레스 단백질

우리 몸이 감기 등으로 고열을 내는 것은 흔한 일로, 이러한 감염 등에 의한 발열 이외에 화상, 고온 등에 의해서도 열을 받는 일이 있습니다. 또한 저산소 상태나 수은중독 등 중금속에 의해 세포가 해를 입는 일도 있습니다.

즉 외부 환경에 의한 여러 가지 스트레스가 가해지면 세포가 자신을 방어하기 위해 합성하는 일군의 단백질이 있는데, 이것을 '스트레스 단백질'이라 부릅니다. 특히 열 등의 자극을 받으면 대량으로 생성되므로 '열쇼크 단백질'이라고도 부릅니다.

예를 들어 세균 등의 침입에 의해 스트레스를 받은 세포(열쇼

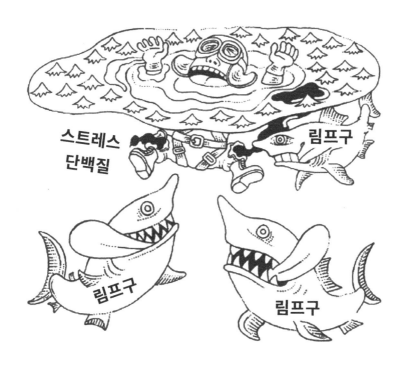

스트레스 단백질

림프구

림프구

림프구

스트레스 단백질의 작용

크 단백질을 갖는 세포)는 열쇼크 단백질을 인식하는 T세포(열쇼크 단백질 특이적 T세포)에 의해 직접 파괴되거나 T세포에서 인터류킨2가 생성되어 다른 세포에 작용하고, 그 결과 활성화된 T세포에 의해서도 배제됩니다.

이처럼 생체는 여러 가지 방법을 사용하여 스스로 스트레스를 막으려고 합니다.

3

스트레스는
죽음을 부른다

1 동맥을 약화시키는 스트레스

일본에서 3대 사망 원인이라면 첫째가 암, 둘째가 심질환(허혈성 심질환, 심부전, 만성심질환), 셋째가 뇌혈관장해입니다. 첫 번째인 암은 전체의 26.5%를 점하며 두 번째의 심질환은 20.2%, 세 번째의 뇌혈관장해는 14.9%로서 이 3개의 질환이 61.6%가 되며 반수 이상의 사람은 이 세 가지 질환의 어느 것인가에 의해 죽는 셈입니다.

특히 암을 제외하고 심질환, 뇌혈관장해는 나이 드는 것과 관계가 있는 동맥경화와 크게 관련이 있는 질환입니다. 이 동맥경화의 진전은 스트레스하고도 깊은 관련이 있습니다.

동맥경화

동맥은 심장에서 송출되는 혈액(동맥혈)을 전신의 장기나 조직에 공급하는 파이프의 역할을 하는 혈관입니다. 동맥혈에는 산소나 영양소가 함유되어 있어 장기나 조직은 이 산소와 영양소를 에너지원으로 하여 살고 있습니다.

동맥의 벽은 평활근이라는 근육이나 결합조직 등의 튼튼한 지지조직으로 되어 있어, 그 구성은 안쪽으로부터 내막, 중막, 외막이란 3층의 조직으로 되어 있습니다.

동맥경화란 일반적으로 혈관벽의 내측에 일렬로 배열한 내피세포가 어떤 자극(고혈압, 고지혈증, 당뇨병, 흡연 등)으로 장해를 받는 것으로부터 시작됩니다.

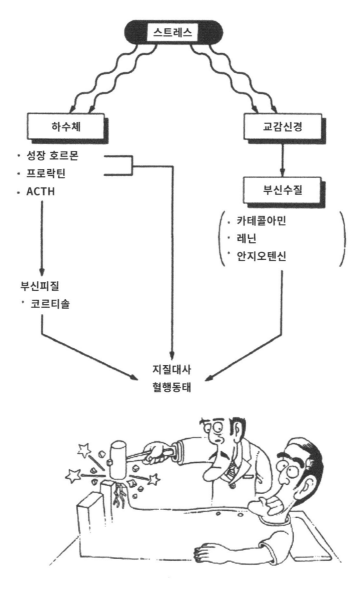

스트레스가 경화를 촉진하는 메커니즘

내피세포가 장해를 받으면 혈액 중의 마크로파지나 혈소판이 모여 혈소판유래증식인자(PDGF) 등을 분비합니다. 그러면 마크로파지는 장해를 입은 내피세포의 틈으로 들어온 지방을 내피세포의 밑으로 모으고, 얼마 있다가 마크로파지는 거품 같은 포말세포로 변합니다. 또한 중막에 있는 평활근세포도 PDGF에 의해 활성화되어 중막에서 내막으로 유주하게 됩니다.

내막층에 출현한 평활근세포는 더욱 PDGF에 의해 증식되면서 마크로파지와 같이 변성한 지방을 끌어들여 포말세포로 됩니다.

이처럼 마크로파지나 평활근세포가 내막층으로 모여들기 때문에 동맥벽이 두터워지고 그만큼 혈액이 흐르는 혈관벽은 좁아집니다. 또한 내막에 침착한 포말세포는 지방을 과잉으로 끌어들이므로 점점 파괴되어갑니다.

이때 동맥벽을 구성하는 교원섬유나 탄성섬유를 용해하는 리소좀 효소가 세포 밖으로 나오므로 이러한 섬유는 절단되며, 그 결과 동맥벽은 매우 약해집니다.

이처럼 내피세포의 장해에 이어서 생기는 마크로파지, 혈소판, 나아가서는 평활근세포에서의 증식인자의 분비가 동맥경화의 성립에 중요한 역할을 하고 있습니다.

이러한 변화에 스트레스가 가해지면 우선 교감신경의 작용이 활성화하여 부신수질에서 카테콜아민이나 레닌, 안지오텐신 등의 분비가 활발해져 혈압이나 심박수를 증가시킵니다. 이어서 뇌하수체로부터는 성장 호르몬이나 ACTH의 분비가 많아집니다. 이러한 것들은 지질의 대사를 활발하게 하여 혈행동태에 나쁜 영향을 미치게 합니다.

이러한 동맥경화증의 변화가 뇌로 가는 동맥에 생기면 뇌경색이나 뇌출혈, 심장으로 가는 관동맥이면 심근경색, 복부의 대동맥이나 대퇴의 동맥에 생기면 폐쇄성동맥경화증이 됩니다.

동맥경화와 혈행동태

혈행동태의 이상은 동맥경화에 중요한 역할을 합니다.

스트레스 시의 혈행동태를 조사한 실험으로 J. 카프란 등이 1983년에 실시한 실험이 있습니다. 원숭이에게 스트레스를 가하고 심박수의 변화를 조사한 것입니다. 우선 심박수가 기초치보다 5% 증가한 무리(고반응군)와 50% 이하의 무리(저반응군)로 나누어 그들 무리에 20개월간 동맥경화식을 준 후, 심장의 관동맥과 대동맥의 동맥경화 정도를 조사한 것입니다

두 무리 사이에 혈압, 체중, 총 콜레스테롤에 명확한 차이는 없었으나 관동맥의 동맥경화는 고반응군에서는 저반응군의 2배로 나타났습니다. 대동맥에서도 같은 경향이 나타났습니다.

이것은 심박수의 증가에 의해 혈관분기부나 관동맥중추 측에서는 혈액의 흐름이 빨라지거나 또는 반대로 혈액의 흐름이 나빠지는 등, 혈관 내의 혈류감도나 방향 등이 일정치 않고 특히 혈관내 피세포에 대해서 상해적으로 작용하기 때문이라고 생각됩니다.

특히 스트레스가 가해지면 분비량이 증가하는 카테콜아민은 심박수를 증가시키고, 심장의 박출량도 증가시키고 또한 말초혈관의 수축, 혈소판의 응집능 등도 증가시키는 작용을 합니다. 이러한

사실로서 스트레스가 혈류에까지 악영향을 미치고, 얼마나 동맥경화하고 깊은 관계가 있는지 이해했으리라고 생각합니다.

'A형 행동패턴'에 많은 허혈성심질환

협심증이나 심근경색 등은 관상동맥에서 심근으로 보내지는 혈액이 감소하거나 두절됨으로써 생기는 심장병이지만 이러한 허혈성심질환의 발증에는 심리적, 사회적 요인과 성격이 어느 정도 관련된다는 것은 경험적으로 잘 알려져 있습니다.

1959년에 M. 프리드먼과 R. 로젠만 두 사람의 미국 순환기학자는 성격과 허혈성심질환의 관련에 대해 조사했습니다.

그것에 의하면 일할 때나 여가 시에도 경쟁심이 강하고, 언제나 시간에 쫓기는 감이 있고, 계속 일을 달성하는 의욕을 갖는 집단에서는 그 반대의 특징을 갖는 집단과 비교하여 허혈성심질환의 발증이 약 2배 많다는 것을 알았습니다.

그들은 이것을 'A형 행동패턴'이라 명명하고 그 반대의 특징을 갖는 집단을 'B형 행동패턴'이라 불렀습니다.

A형 행동패턴(A형 성격)을 다시 상세하게 말하면 다음과 같습니다.

① 말이 빠르다.

② 항상 움직이며 식사 속도도 빠르다.

③ 사물의 진행이 느리면 초조감을 느낀다.

④ 한번에 2가지 이상의 일을 하려고 한다.

⑤ 여유 있게 휴식을 취하거나 아무것도 하지 않는 상태에 가

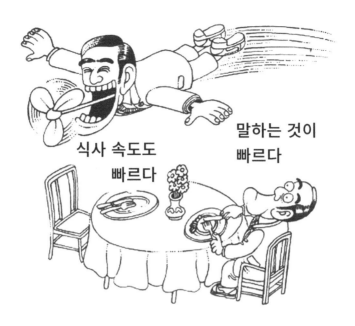

말하는 것이
빠르다

식사 속도도
빠르다

A형 행동패턴의 사람은 심장병에 걸리기 쉽다

책이나 죄악감을 갖는다.

⑥ 무엇인가 기획하거나 계획을 세울 때 적은 시간에 될 수 있
는 한 많은 내용을 포함시키려고 한다.

⑦ 말을 하거나 생각할 때, 손을 쥐었다 폈다 하거나 책상을
치거나, 보기에도 침착성이 없는 동작을 한다.

⑧ 일이 잘 처리되거나 다른 사람보다 빠르게 진행되면 자신
의 능력을 과대평가하기 쉽다.

⑨ 자신의 행동도 그렇지만, 타인의 행동이나 일을 질보다 양
으로 평가하는 경향이 있다.

⑩ 성격이나 행동의 양상이 자신과 비슷한 사람을 만나면 도
전적인 태도를 취하기 쉽다.

등입니다.

※ 각항에서 하나를 선택하시오

1) 스트레스나 긴장했을 때 상복부가 아플 때가 있습니까?
　① 전혀 없다　② 때때로 있다　③ 가끔 있다

2) 당신의 성질은 과격합니까?
　① 온순한 편이다　② 보통　③ 약간 격하다　④ 매우격하다

3) 당신은 책임감이 강한 사람이란 말을 들은 적이 있습니까?
　① 전혀 없다　　② 때때로 들었다
　③ 가끔 들었다　④ 언제나 들었다

4) 당신은 일에 대해 자신을 갖고 있습니까?
　① 전혀 없다　② 별로 없다　③ 없다　④ 매우 많다

5) 일을 빨리 진행시키기 위해 특별히 일찍 일어나
직장에 갈 때가 있습니까?
　① 전혀 없다　② 별로 없다　③ 가끔 있다　④ 매우 많다

6) 약속시간에는 늦는 편입니까?
　① 자주 늦는다　　② 가끔 늦는다
　③ 절대 늦지 않는다　④ 30분 전에는 반드시 간다

7) 자기가 옳다고 생각하는 것은 어디까지나
관철하는 일이 있습니까?
　① 전혀 없다　② 가끔 있다　③ 자주 있다　④ 항상 있다

8) 수일간의 관광여행을 한다고 가정했을 때,

① 특별히 계획을 세우지 않고 되는 대로 간다

② 하루 단위로 대체적인 계획을 세운다

③ 시간 단위로 상세하게 계획을 세운다

9) 타인으로부터 지적받을 때, 당신은 어떻게 생각합니까?

① 마음이 편하다고 생각한다   ② 마음 쓰지 않는다

③ 싫은 생각이 난다   ④ 화가 난다

10) 당신이 자동차를 운전하고 있다고 가정하고,

뒤 차에 추월되었다고 생각하면 어떻게 생각합니까?

① 나의 생각대로 계속 주행한다

② 속도를 올려 될 수 있는 한 추월하려고 한다

11) 일이 끝나고 집으로 가면 여유 있는 기분이 됩니까?

① 바로 된다

② 바로 되지는 않으나 비교적 빨리 된다

③ 약간 안절부절한 기분이 계속된다

④ 안절부절하여 가족에게 아무렇게나 시비건다

A형 행동패턴의 스크리닝테스트 (1)

(1) 점수 산출법

질문번호	선택지에 해당하는 점수			
1)	① 9점	② 22점	③ 33점	
2)	① 6점	② 15점	③ 21점	④ 28점

3)	① −6점	② −14점	③ −19점	④ −24점
4)	① 11점	② 21점	③ 34점	④ 48점
5)	① 7점	② 16점	③ 23점	④ 29점
6)	① 25점	② 60점	③ 93점	④ 128점
7)	① 10점	② 25점	③ 37점	④ 48점
8)	① −15점	② −37점	③ −61점	
9)	① 6점	② 13점	③ 19점	④ 27점
10)	① 24점	② 47점		
11)	① 12점	② 28점	③ 41점	④ 52점

A형 행동패턴 점수 = (선택지에 해당하는 득점의 합계−24)×0.25

(2) 행동패턴의 판정 = 50점 이상은 A타입으로 보아도 좋다

A형 행동패턴의 스크리닝테스트 (2)

더욱이 A형 행동패턴과 허혈성심질환의 발증에 대해 조사한 연구가 2개 있습니다.

하나가 WCGS(Western Collaborative Group Study)이며 1975년에 3,154명의 남성을 대상으로 하고, 또 하나의 프라밍햄 연구(Framingham Study)는 1,674명의 남녀를 대상으로 한 연구인데, 여기에서도 A형 행동패턴의 집단에서는 허혈성심질환이 많다는 것을 알았습니다.

그 이후 미국에서는 상담이나 행동요법으로 A형 행동패턴을 수

정하면 허혈성질환의 발증이나 재발률이 감소되었다고 합니다.

또한 식사나 운동을 그대로 하고 A형 행동패턴의 성격을 수정하는 것만으로도 총 콜레스테롤이 평균하여 40㎎/㎗ 감소했다는 보고도 있어, 스트레스가 지질대사에 영향을 미친다는 것을 알 수 있습니다.

여기에서도 역시 내분비계가 깊이 관련되고 있습니다. A형 성격이 강해지고, 더욱이 스트레스가 가해지면 카테콜아민이나 코르티솔, 성장 호르몬의 생산이 증가합니다. 이러한 것은 모두가 지질조직에서 유리지방산의 동원을 촉진, 즉 '인출해 내는' 작용을 갖고 있습니다. 이 유리지방산은 그 대사과정에서 콜레스테롤의 재료인 아세틸코엔자임A가 되므로 콜레스테롤을 증가시키고 있습니다.

일본형 A타입은—

일본에서도 10년쯤 전부터 허혈성심질환과 A타입의 관련이 검토되기 시작했습니다. 미국에서는 행동패턴을 평가하기 위해서 약 60가지의 질문으로 구성된 'JAS(Jenkins Actibity Survey)'라는 테스트가 흔히 쓰이지만 다가와 의사 등은 그것을 참고로 일본인에게 적용한 질문표 '도카이대학식 생활 건강조사'를 작성했습니다.

이것으로 조사하면 일본인의 경우는 유럽이나 미국에서 말하는 A타입과 비슷하기는 하지만 미묘한 차이가 있다는 것을 알았습니다. 같은 A타입이라도 일본인은 적의나 공격성을 별로 표면에 나타내지 않고 오직 일, 일변도인 색채가 강해 '일중독(workerholic)'이란 것이 일본형 A타입의 뚜렷한 특징입니다.

다가와 의사 등은 위에서 말한 조사표에서 더욱 구체적인 항목을 골라 'A형 행동패턴 스크리닝테스트'라는 것을 작성했습니다 (98~100쪽 참조). 이것을 사용하면 누구든지 간단히 자기진단을 할 수 있으므로, 한번 시험해 보기 바랍니다.

또한 A형 행동패턴에 대해서는 이것과는 별도로 일본의 후생성연구반이 약 900명의 남녀를 대상으로 하여 이 A형 행동패턴에 대한 앙케트 조사를 실시하고 분석했습니다. 그 결과, 일본인의 A형 행동패턴에는 다음과 같은 대표적인 3요소가 있다는 것을 알게 되었습니다.

① 여유(너그러움)가 없다.
② 일에 열심이고 지기 싫어한다.
③ 성미가 급하다.

①의 여유나 너그러움이 없는 사람은 스트레스를 해소하는 것이 능숙하지 못합니다. 즉 여행이나 스포츠로 기분을 전환하거나 스트레스를 발산시킬 수 없습니다. 또한 사람에게 상담하는 일도 없습니다. 그러므로 생활의 충족감이 부족하고, 피로감도 쌓여, 스트레스 관련 증상을 많이 볼 수 있습니다.

② 일에 열심이고 지기 싫어하는 사람은 여행이나 스포츠를 하는 것으로 스트레스를 적절히 해결하는 사람이 많고 그로 인해 생활의 충족감도 높고 스트레스에 관련한 자각증세도 별로 없습니다. 스트레스에 강한 유형의 사람입니다.

③의 성미가 급한 정도가 강한 사람은 스포츠로 발산할 수 있는 사람이라 할 수 있습니다.

허혈성심장질환은 아침과 추운 계절에 발생하기 쉽다. 그 이유는—

심근경색이 많이 일어나는 시각은 오전 7시부터 12시에 큰 고비가 있고, 오후에 또 하나의 고비가 있는 2봉성(二峰性)을 나타낸다고 합니다. 아침에는 심근의 산소 소비량이 증가하나 산소의 공급량은 상대적으로 감소합니다.

그 이유는 아침에는 행동이 시작하는 시기이고 교감신경이 흥분되어 카테콜아민이 증가합니다. 그러면 심박동수나 혈압, 심근의 수축력이 증가하게 됩니다. 그 결과 산소 소비량이 증가하고 상대적으로 산소의 공급량이 따르지 못하게 되어 관상동맥의 경련이나 혈소판의 응집능이 높아집니다. 그러면 관상동맥의 혈액량이 감소하여 허혈성심질환이 생기게 됩니다.

또한 허혈성심질환은 추운 계절에 많이 발생하는데 온도의 상승과 하강으로 심박수의 변화가 나타나게 됩니다. 그 결과에 의하면 심박동수는 온도가 10℃ 상승했을 때는 18% 상승합니다만, 하강했을 때는 48%나 상승합니다. 따라서 산소 소비량은 온도가 하강했을 때가 더 커지며, 그 결과 추운 계절에 허혈성심질환에 걸리기 쉽습니다.

심박동수의 변화는 이러한 환경변화에 대한 방어반응의 하나라고 생각하고 있습니다. 심박동수는 어떤 때 상승하는가를 뮐러 등이 조사하여 105쪽의 표로 나타냈습니다.

2 스트레스는 암을 부른다

암세포

정상의 세포는 자기인데 반해 암세포같이 종양화한 세포는 비자기입니다. 그 비자기인 종양화한 세포를 발견하면 우선 NK세포가 작용하여 종양화세포를 공격하려고 합니다.

NK세포는 앞에서 언급했듯이 우리 몸속에 원래부터 있는 것으로, 즉 종양이 생기기 전부터 있는 것으로 종양의 발견과 동시에 작용하기 시작합니다. 그런 의미에서 종양의 발생 초기에는 그것을 막기 위해서는 없어서는 안 될 중요한 세포라고 할 수 있습니다.

T세포는 정상세포와 종양화한 세포의 차이를 식별하여 그것에 반응하는 세포지만 NK세포가 바로 활동을 개시하는 데 대해 T세포는 어떤 변이가 생겼다는 정보가 전해지는 시점에서 비로소 활성화되고 그다음에 활동하기 시작합니다. 그러므로 T세포가 작용하기까지는 잠시 시간이 걸립니다.

T세포 중에서도 종양세포와 같은 세포를 파괴하는 T세포는 특히 '킬러 T세포'라고 하는데, 그 작용을 돕는 '헬퍼 T세포'와 역으로 그 활동을 억제하는 '서프레서 T세포'가 있습니다.

이런 것의 작용은 다음과 같은 몇 가지의 실험으로도 알 수 있습니다.

생쥐에 스트레스를 가했을 때의 면역반응을 조사한 실험이 있습니다. 규슈대학의 데지마 선생 등에 의한 1988년의 실험입니다.

생쥐를 스트레스박스에 1일 2회, 15분간 넣어 혐오자극을 주는 무리와 그렇지 않은 무리에 종양세포인 흉선백혈병세포(EL4세포)를 이식하여 그 생쥐의 EL4세포에 대해 킬러세포(암을 죽이는 세포)가 어떻게 작용하는가를 조사한 것입니다.

	혈압	심박동수	관협착	혈장 카테콜아인	혈소판 활성	선용활성
한랭폭로	↑	↑	↑–	↑	↑–	↑
운동	↑	↑	↑	↑	↑–	↑
선 자세	↓–	↑	↑	↑	↑	↑
담배	↑	↑	↑	↑	↑–	↑↓
정신적 스트레스	↑	↑	↑	↑	↑	↑

(J. E 뮐러, 1989에 의함)

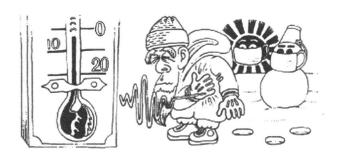

이럴 때 심박동수는 상승한다

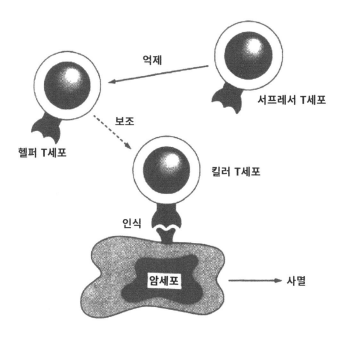

킬러 T세포의 작용

이 실험의 결과 스트레스를 받은 무리에서는 이식된 백혈병세 포가 잔존해 있는 것을 볼 수 있었습니다. 킬러세포의 기능이 스트 레스에 의해 저하되었기 때문에 백혈병세포의 배제가 충분하지 못 했다고 생각됩니다.

또한 철망으로 생쥐를 구속하여 스트레스를 부여한 전후에 T 세포의 종류를 보면 스트레스를 받은 무리에서는 서프레서 T세포 (이물을 배제하는 능력이 있는 세포)가 현저하게 저하되어 있습 니다.

스트레스는 면역능을 저하시킨다

동물에 대한 실험만이 아니고 실제로 사람을 대상으로 조사한 결과도 다수 보고되어 있습니다.

생리학연구자들에 의해 부인과 사별한 남편 20명의 면역능을 조사한 것이 있습니다. 그것에 의하면 림프구의 '유약화능(幼若化能)'은 사별 후 2개월에서 분명하게 저하되었다고 합니다.

즉 림프구가 분화하여 성숙해 가지 않고 결과적으로 림프구의 작용이 분명히 저하되었다는 것입니다. 단지, 사별 후 1개월에서는 저하는 나타나지 않고 또한 1년 후에는 회복되었다는 것입니다.

또 다른 실험에서는 배우자와 사별한 사람을 몇 사람 조사했는데 사후 2개월간은 면역응답이 저하하고, 그 후는 대부분의 사람이 원상으로 회복되었으나 정상회복까지에 1년이 소요된 사람도 있었다고 합니다.

한편, 부인을 유암에 의한 오랜 투병 끝에 사별한 15명의 남편을 조사한 보고서에 의하면 15명 모두가 처는 사망해도 자신의 일상생활은 변하지 않았다고 말합니다.

아마도 돌연한 죽음에 비하여 긴 투병생활이 마음가짐 같은 것을 결정 짓게 했을 것입니다. 그렇지만 그 사람들의 면역응답은 역시 죽음에 대한 마음가짐이 결정되지 않은 동안에 배우자가 사망한 사람들과 동일하게 감소되어 있었습니다.

'엎친 데 덮친다'든가 '설상가상'이니 하는 불행한 일이 연속되는 경우를 말하는 말은 많이 있어, 우리는 평소 아무렇지도 않게 쓰고 있습니다. 그러나 이러한 보고를 보면 실은 과학적, 의학적으로

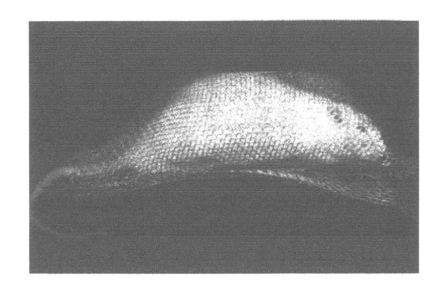

그물로 구속한 생쥐

분명히 근거가 있다는 것을 알게 됩니다.

그 밖에 우울병환자를 대상으로 하여 림프구의 변동을 조사한 보고가 있습니다. 그것에 의하면 우울병환자도 역시 T세포와 B세포의 수저하와 유약화능의 저하가 나타납니다.

이처럼 스트레스 혹은 우울증 상태에 있는 환자의 경우는 면역능의 저하를 볼 수 있고 암에도 걸리기 쉽다는 것을 알았습니다.

암환자와 A형 행동패턴

순환기계의 질환과 A형 행동패턴의 관련은 앞에서 설명했으나 암환자에도 A형 행동패턴과 같은 성격을 볼 수 있을까요.

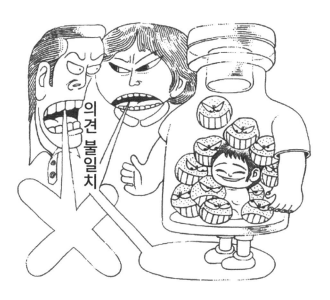

이런 유형의 사람은 암에 조심하자

예를 들어 소아의 백혈병(혈액의 암)에 대해서는 일본이나 미국에서도 여러 가지 조사가 이루어져 대체적으로 다음과 같은 보고가 있습니다.

① 발병 전에 전학하든가 이사, 동생의 탄생, 친구나 가족과의 사별.

② 성격은 꼼꼼하고 눈치가 빨라 신경 쓰지 않아도 되는, 이른바 착한 아이.

③ 모친은 육아보다 밖에서의 생활을 좋아하는 등 부모의 애정이 부족.

④ 양친의 의견이 서로 달라, 아이에 대한 태도에도 일관성이

없다.

등의 결과가 나와 있습니다.

또한 성인 암환자에 공통되는 성격을 수렴한 것이 있는데 다음과 같은 특색을 지적하고 있습니다.

① 자신으로는 받아들이기 어려운 감정을 억제하고 대인관계에 몹시 마음을 쓴다.

② 감정, 긴장, 불안 등을 표현하는 능력이 없어 심리면의 조절이 잘 이루어지지 않는다.

등입니다. 그러므로 얼핏 보아 조용한 태도로 보이지만, 서서히 스트레스가 축적되어 병적인 성격을 갖게 되는 특색이 있습니다.

또한 모리스 등은 1980년, 암환자를 대상으로 조사하여 그 결과를 허혈성심질환의 A형 행동패턴과 비교해 보았는데 암환자의 경우는 B유형과 외견상으로는 유사하나, B유형의 경우는 공포라든가 노여움, 슬픔과 같은 감정을 쉽게 표출할 수 있는 데 반해, 노여움이나 슬픔 등을 깊이 마음속에 간직하여 감정을 쉽게 나타내려고 하지 않고 겉으로는 행복한 것처럼 보이려고 노력한다고 합니다.

그러므로 이 유형을 'C형 행동패턴'이라 하여 암환자의 성격 특색으로서 새롭게 'C유형'라는 것을 첨가했습니다.

데모쇼크도 이 의견에 동조하여 1983년에 C유형의 성격을 갖는 멜라노마(피부암) 환자를 조사해 보았더니 병후 경과가 좋지 못했다는 것을 알았다고 보고하고 있습니다.

이처럼 스트레스가 호르몬계 등의 균형을 깨뜨려 발암 및 암의 진전을 촉진시킨다는 것을 알게 되어, 스트레스는 호르몬계뿐만 아니라 면역능을 저하시킨다는 것이 차차 밝혀졌습니다.

예를 들어 스트레스를 부여한 동물의 NK세포 기능이 저하되어 있거나, 사람의 경우도 우울증 상태일 때는 면역능 저하를 볼 수 있으며 이러한 면역반응의 이상이 발암이나 암의 진행에 크게 관계된다고 생각합니다.

암도 '기(氣)'에서

스트레스에 걸리면 면역능이 저하되어 암에도 걸리기 쉽다는 이야기를 계속해 왔습니다. 그렇다면 면역능을 저하시키지 않는 방법이 있는가 하면, 있습니다. 그것을 증명하는 이러한 실험이 있습니다.

흰쥐를 바구니 속에 넣고 쥐꼬리에 짧은 전기쇼크를 줍니다. 그러나 이 쥐가 바구니 속에 있는 차바퀴를 돌리면 전기쇼크에서 피할 수 있는 장치가 되어 있습니다.

실험이 시작되면 쥐는 바로 차바퀴를 돌려, 전기쇼크를 회피하는 방법을 알게 됩니다. 이 경우에는 T세포 등의 면역담당세포의 감소는 생기지 않습니다. 즉, 면역능은 저하되지 않는 것입니다.

이것과는 반대로 다른 한 무리는 실험방법을 바꾸어, 차바퀴를 돌려도 전기쇼크에서 회피할 수 없도록 해둡니다. 그러면 쥐의 면역담당세포의 수는 감소합니다.

구루메대학의 다나카 선생은 쥐를 사용하여 이런 실험을 했습니다. 쥐는 뒤집혀지는 것을 아주 싫어합니다. 그러므로 우선 쥐를 뒤집어 놓고, 한쪽의 것은 젓가락을 주어 물어뜯게 합니다. 다른 한쪽은 싫어하는 대로 방치합니다.

10분이 되어 양쪽의 쥐를 해방시키는데 뒤집혀 눕혀진 스트레스에 의해 쥐는 혈액 중의 부신피질 호르몬이 증가되어 있습니다. 그러나 50분이 지나면 젓가락을 물어뜯은 쥐의 부신피질 호르몬은 정상으로 되돌아옵니다. 한편 젓가락을 물어뜯지 못했던 쥐의 호르몬양은 그 시점에서는 감소되지 않았습니다.

젓가락을 물어뜯어 스트레스를 발산하면 정상으로 일찍 돌아가나, 발산할 수 없었던 쥐는 언제까지나 스트레스를 느끼는 것입니다. 그러므로 스트레스는 어떤 방법으로든 발산하는 것이 좋습니다.

또한 이런 일도 생각할 수 있습니다. 스트레스를 적절하게 조절할 수 있다고 생각하는 사람은 실제로 스트레스를 조절할 수 없어도 면역능은 평소처럼 변하지 않고, 적절히 유지된다는 것입니다.

무슨 일이든 적극적으로 대처하는 것이 스트레스에서 몸을 지키는 방법의 하나입니다. 바꾸어 말하면 스트레스에 대해 '꽉 막혔다'고 생각하고 적절하게 대처할 수 없는 사람은 불안이 쌓이고 기분도 울적해서 결국은 면역능이 저하하고 신체에도 악영향을 미치게 됩니다. '병은 기(氣)에서'라고 하는데 바로 그대로입니다.

3 장수는 '좋은 스트레스'와 성격에 의해

'좋은 스트레스'는 사람의 젊음을 되찾게 한다

1992년에서 1993년에 걸쳐, 매스컴은 100세가 되는 아이지(愛知)

현에 사는 쌍둥이 자매와 관련한 화제로 한창이었습니다. 제1차, 제2차 세계대전을 끼고 1세기를 산 쌍둥이 자매이며, 동작이나 이야기도 어딘지 유머러스하므로 안성맞춤의 화젯거리였습니다.

이 자매가 함께 처음에 CM에 출연했을 때는 실례의 말이지만 보통 노인으로 쌍둥이니 화제가 될 수 있겠다는 것뿐이었습니다.

그런데 TV쇼에 나오거나 잡지에서 다루어지는 동안에 표정이 싱싱해졌습니다. 어느 날 라디오를 듣고 있자니, 두 사람을 계속 취재했다는 기자가 이야기하고 있었습니다. 그 기자의 1년 이상에 이르는 관찰에 의하면 두 사람의 머리털이 점점 검게 되어간다는 것입니다.

그런 사실을 기자가 두 자매에게 전했더니 두 사람은 이구동성으로 '매스컴을 타고'부터는 "언제든지 누군가에게 보여진다는 것을 의식하게 되었다"는 것과 "이처럼 인터뷰하는 횟수가 늘어나므로 언제나 같은 대답을 해서는 안 되겠다 생각하여 언제나 어떤 것을 말할 것인가 머리를 쓰고 있다"라고 이야기했다고 합니다.

즉 유명해지는 것으로 이 두 사람은 긴장감을 갖게 되었습니다. 그 결과, 표정은 싱싱해지고 머리도 검게 된 셈입니다. 긴장하는 것으로 세포가 활성화하고 젊음을 되찾은 것입니다.

나이를 먹는 것과 함께 골수 속의 간세포는 재생능력이 저하됩니다. 바이러스 등 체내의 비자기에 대해 보다 많은 항체가 필요하게 되었을 때, 노인의 면역기구는 필요한 만큼의 항체를 생성하는 데 많은 시간을 요하고 NK세포나 헬퍼 T세포는 감소된다고 합니다.

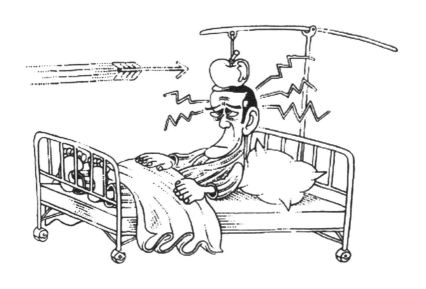

'마음먹기에 따라' 긴장이 '좋은 스트레스'가 되는 경우도 있다

　그렇지만 대부분의 노인에게는 일을 하는 데 필요한 간세포는 남아 있으며 80세, 90세에도 항체를 생산하는 B세포의 수는 고령이기 때문에 감소하는 일은 없다고 합니다.

　갑자기 매스컴의 '인기인'이 되면 낯선 장소에 끌려 나와 귀찮은 인간관계 속에 노출되고, 여유 있게 하고 싶은 대로 낮잠이나 잘 수도 없으니 보다 스트레스가 쌓일 것 같겠지만, 두 쌍둥이 자매의 경우는 적절한 긴장감과 좋은 스트레스를 받은 것 같습니다. 기자가 "최근 2, 3년은 나이 먹기는 고사하고 긴장한 덕분에 젊어진 기분이 되어 있는 것 같습니다"라고 말하는 것이 인상적이었습니다.

오키나와의 장수자

필자가 매우 흥미롭게 읽은 책 중 세계의 최장수국인 일본에서도 최장수현인 오키나와현의 100세 이상 사람들을 조사하여 요약한 『백세의 과학』이란 책이 있습니다. 그중에 「백세의 고락과 정신」이란 항이 있습니다.

100세의 노인들에게 지금까지 경험한 고생 중에서 최대의 고생은 무엇이었는가를 질문했습니다. 고생한 내용을 일에서, 가정에서, 기타로 나누고 있습니다만 일에서라고 대답한 사람은 12.9%였습니다.

그 내용인즉 생활의 빈곤에 기인하는 것이 주였으며, 밭이 적어 고생했다, 하녀를 해서 고생했다, 빚이 많아 고생했다 등이 있습니다만, 전국의 통계가 남자 17.9%, 여자 28.0%인 것에 비하면 의외로 낮은 비율이었습니다.

그것과는 다르게 가정생활상이라고 답한 사람은 61.3%(전국 통계는 남자 30.8%, 여자 50.9%)이며 일보다는 가정문제에서의 고민이 컸다는 것을 알 수 있습니다.

내용은 배우자나 아이들과의 사별이 가장 많고 사별은 38.7%입니다. 그중 남편 또는 자식의 전사에 의한 사별이 16.1%입니다. 또한 빈곤한 데 더해 아이들이 많아 양육이 곤란했던 것과 아이와의 사별이 2명 포함되어 있습니다.

기타의 고생이라고 답한 사람은 25.8%이고 재해나 공습을 들고 있습니다. 비참한 전쟁을 경험한 오키나와현에서는 전쟁 시의 고생이 100%에 이르고 있으므로, 그것을 제외하면 태풍 등에 의한 집의 파괴가 1명 있어 전체를 보면 장수자는 결코 편안한 일생을 보낸 사람들이라고는 말할 수 없고, 고난의 길을 헤쳐서 장수를 맞이했다는 것을 알게 됩니다.

그렇다면 어떤 성격의 사람이 장수를 할 수 있을까요. 이것은 대단히 흥미 있는 문제입니다만, 그것을 보기에 앞서 우선 인간의 기본적인 성격을 동조성 성격, 현시성 성격, 집착성 성격, 내폐성 성격, 신경질성 성격의 다섯 가지로 분류한 것을 소개하고자 합니다.

성격과 장수의 깊은 관계

동조성 성격이란 말 그대로 주위 사람들과 어울릴 수 있고 환경 변화에 대한 순응이 높은 성격이라 할 수 있습니다.

이 성격이 어떤가를 알기 위한 질문으로서 다음과 같은 말을 들 수 있습니다. '명랑하다', '밝다', '낙천적', '교제가 넓다', '친해지기 쉽다', '친절하다' 등이 되는데, 이러한 말을 긍정한 동조성 성격을 갖는 사람은 36.2%로서 가장 많았습니다. 이것은 노인복지개발센터의 전국 조사에서도 동조성 성격은 장수자의 첫 번째를 차지한 것과 잘 일치했습니다.

노인이 되면 뇌가 위축하여 뇌혈류가 나빠지므로 치매를 일으키거나 환경변화에 대한 순응성이 저하하여 사회생활에도 적응을 할 수 없게 되기 쉽습니다.

그러나 동조성 성격의 사람들은 순응성이 높고, 쉽게 주변에 적응할 수 있는 성격을 갖고 있으므로 뇌의 노화 결과로 나타나는 '노망' 등과는 전혀 상반되고 따라서 동조성이 높은 사람은 뇌의 노

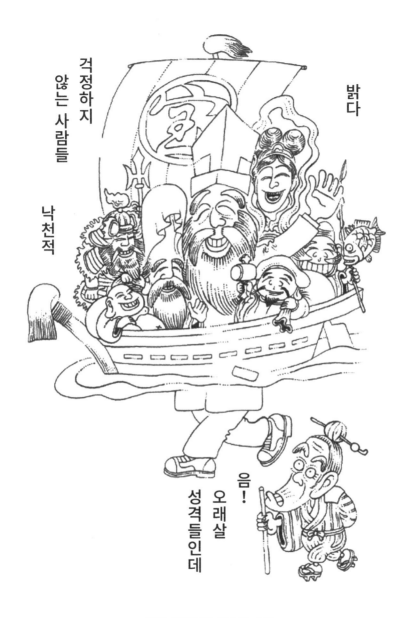

이런 성격이면 장수할 수도

화현상이 늦게 온다고 말할 수 있습니다.

현시성 성격을 밝히는 대표적인 질문은 "당신은 싫증나기 쉽습니까", "화려한 것을 좋아합니까" 외에 비슷한 것으로 "남의 눈에 띄는 것이 좋다", "과장한다", "내키는 대로", "지기 싫어한다" 등이 있습니다만 지기 싫어한다를 제외하고는 매우 드물게 현시성 성격의 평균치는 10.9%로서, 장수하는 사람들은 대체로 눈에 띄거나 화려한 것은 싫어하는 성격인 것 같습니다.

집착성 성격에 대한 물음에서는 "꼼꼼하다", "일에 열심", "열중", "끈기", "강한 책임감", "철저하다" 등의 항목이 있으나 이런 것들을 긍정하는 사람은 평균하면 24.3%이며 동조성 성격 다음으로 높은 결과를 나타내고 있습니다.

즉 장수자는 꼼꼼하고 일에 열중하며 강한 책임감을 갖고 있다고 말할 수 있습니다.

내폐성 성격에 대해서는 "감동받기 쉽다", "의심이 많다", "말이 없다", "비현실적", "교제가 좁다", "까다롭다", "융통성이 없다" 등이 해당하는 말인데 평균이 4.7%로서 낮고, 자신의 울타리에 박혀 지내는 고독한 성격은 장수하는 사람에게서는 가장 적다고 말할 수 있습니다.

신경질성 성격에 대해서는 "양보성이 강하다", "자신이 없다", "작은 일에도 마음을 쓴다", "밖에서는 용기가 없고 집안에서만 큰소리친다", "노력가", "겁쟁이" 등이 해당됩니다만 평균해서 8.6%로 역시 낮으며, 따라서 장수하는 사람은 별로 사소한 일에 걱정하지 않는 사람들이란 것을 알 수 있습니다.

4

스트레스에
강해지려면

1 웃음은 건강을 부른다

마음의 치료

최근의 의학발전은 눈부십니다. 매일 방대한 지견(知見)이 생겨나고 있습니다. 사실 '아는 것은 힘이다'라고 생각되는 일도 수없이 많습니다. 한편, 지식에만 의존하여 병자를 고치는 것이 아니라 질병을 치료하는 데만 눈을 돌리고 있는 일도 적지 않게 있습니다.

의학이라는 학문은 외워야 하는 것이 굉장히 많습니다. 거기에다 점점 새로운 지견이 생겨나니 따라서 외워야할 것도 점점 많아지게 마련입니다만, 역시 한계가 있습니다.

그러므로 의학교육도 어느 정도 낡은 것은 버리지 않으면 여유 있는 교육을 할 수 없을 것입니다. 또한 기초계와 임상계에서의 교육을 어느 학년부터는 구분하는 것도 하나의 방법이라고 생각합니다. 그리고 의학에서도, 특히 환자에게 직접 진료를 실시하는 임상계를 목표로 하는 의사는 이해심이 많은 사람, 마음이 따뜻한 사람이 선택해야 하며 누구에게나 해당되는 것은 아니라고 생각합니다.

말이 매우 빗나갔지만, 필자가 말하고 싶은 것은 의학이 진보했는데도 불구하고 정신적인 고통을 안고 있는 사람은 도리어 많아졌다는 현상과 스트레스가 병을 일으킨다는 생각하고는 반대되는 발상이나 웃음이 건강을 갖게 한다는 생각도 할 수 있습니다.

즉 건강하기 위해서는 웃음이나 유머를 받아들이는 것이 매우 중요하지 않을까 생각하기 때문입니다.

중병을 웃음으로 날린—N. 커즌스 씨의 경험

흔히 화제가 되는 것은 미국 〈새터데이 리뷰〉지의 명편집장이었던 노먼 커즌스 씨가 교원병이란 난치병을 극복한 경험을 쓴 책입니다.

처음에 커즌스 씨는 이전에 어떤 책에서 정신적으로 불안한 상태가 사람들의 건강을 해친다는 것을 읽은 적이 있는데 그것이 생각나 실행했다고 쓰고 있습니다.

그 당시 교원병은 암과 마찬가지로 죽음을 연상하기에 충분한 질환이었습니다.

커즌스 씨에 대해 죠오지(上智)대학의 A. 디켄 신부가 쓴 『유머와 웃음』의 일부를 소개하고자 합니다.

1964년, 커즌스 씨는 문화교류 문제를 검토하기 위한 미국 대표단의 단장으로서 구소련(현 러시아)을 방문했습니다. 그때, 책임 있는 입장과 여러 가지 재난이 겹쳐 그는 피로에 지쳐 귀국 도중에 발병하고 말았습니다.

그때 그가 시도한 것은 사랑과 희망, 신뢰의 기분을 갖는 것을 기본으로 하여 자주 웃는 것이었습니다. 자주 웃기 위해 병실에서 코미디 영화를 보거나 재미있는 책을 읽어주도록 부탁하기도 했는데, 이것이 대단히 효과적이어서 즐겁게 웃었을 때는 2시간 정도 통증을 느끼지 않았다고 합니다.

또한 커즌스 씨는 병원 환경은 반드시 환자에게 좋은 것은 아니라고 생각하게 되었습니다. 그 까닭은 환자의 몸 상태는 무시한

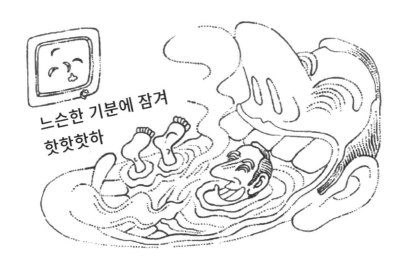

웃음과 유머는 스트레스의 '특효약'

채 일방적으로 검사 일을 정하거나 병원 음식도 좋지 않고 또한 주위에 대해 마음을 쓰지 않으면 안 될 일 등 희망하고는 너무나 거리가 먼 병원생활이었습니다.

그러므로 커즌스 씨는 병원에서 호텔로 옮겨 너그럽고 여유 있는 기분 속에서 웃음과 유머로 치료를 계속했습니다. 그 후 병은 급속하게 쾌유되어 결과적으로 난치병을 극복할 수 있게 되었습니다.

이때의 체험을 그는 『Anatomy of Unwillness』에 상세하게 썼습니다. 웃음과 유머와 그것을 실천하는 강한 의지가 병의 회복에 필요하다는 것이 입증된 셈입니다.

2 좋은 음악은 스트레스를 몰아낸다

음악요법

여러분들도 음악을 들으면 즐거웠던 일이나 슬펐던 일이 생각나거나, 학생 시절이나 신혼 시절 등 여러 가지 음악과 관련된 추억이 있으리라고 생각됩니다.

음악은 사람만이 아니라 식물에도 영향을 미친다고 합니다. 식물 성장 실험에서 제라늄은 로큰롤보다는 바흐의 「브란덴부르크 협주곡」 쪽을 좋아하는 모양입니다. 즉 식물에도 그 성장 과정에 기분 좋은 소리라든가 진동 같은 것이 있어 그것을 들으면 성장이 촉진되는 셈입니다.

정신요법 중에 '예술요법'이라는 것이 있는데 그중에 '음악요법'이 있습니다. 이 요법은 다시 음악을 듣는 '수용적 요법'과 환자가 악기를 연주하거나 노래를 부르는 '능동적 요법'이 있습니다. 음악은 개인에 따라 선호가 다르기 때문에 이 병에는 이 음악이라고 의사가 일방적으로 결정할 수는 없습니다만, 스트레스로 슬플 때는 이런 음악을 듣는 것이 좋다든가, 의기소침할 때는 용기가 솟아나는 음악이라든가 혹은 수면을 유도하는 음악 등 여러 가지가 연구되어 있습니다.

실제로는 '음악요법사'(일본에서는 아직 정식으로 자격인가제도가 없음)가 있어 환자의 음악에 대한 선호나 경험 등에서 치료 목적에 맞추어 곡명을 결정하는 것이 바람직하다고 생각합니다. 일본에서는 1986년에 '일본 바이오뮤직 연구회'가 설립되어 의사나 심리학자, 음악가를 중심으로 음악의 효용을 임상에 쓰도록 하자는 연구가 진행되고 있습니다.

'음악요법'에 쓰이는 악곡명의 보기

표1. 불안신경증의 음악 처방

바르토크, 「시정귀족」 조곡	보로딘, 「제2교향곡」
베르그, 「서정조곡」	슈브리에, 「폴란드 댄스」
비제, 「어린이의 놀이」	도리부, 「실비아」
브리스, 「고-바르가의 기적」	뒤카스, 「마법사의 제자」
보케리니, 「A장조 교향곡」	거시윈, 「쿠바 서곡」

표2. 우울증 상태의 음악 처방

리스트, 「헝가리 광시곡 제2번」	로저스, 「오클라호마」
밀러, 「사육제」	로시니, 「윌리엄 텔」 서곡
모차르트, 「극장지배인」	레스피기, 「로마의 축제」
오펜바흐, 「트로이의 헬렌」	시벨리우스, 「핀란디아」
프로코피예프, 「시칠리아 조곡」	스메타나, 「와렌슈타인의 진영」
푸치니, 「요정의 여왕」	슈트라우스, 「옛 빈의 음악」
림스키 코르사코프,	주페, 「시인과 농부」 서곡
「Scheherazade」	바그너, 「Parsifal」 전주곡

표3. 대표적인 음악 처방

고혈압 처방

　바흐, 「바이올린 협주곡 D단조」

　바르토크, 「피아노 소나타」

　베토벤, 「피아노 소나타 제8번」

　보케리니, 「플루트와 현악을 위한 협주곡 D장조」

　보로딘, 「4중주곡 제1번 d단조」

　브람스, 「4중주곡 제1번 G단조」

　브르크너, 「미사 E단조」

　드뷔시, 「피아노를 위하여」

표4. 위장장해의 처방

브람스, 「피아노 트리오 C장조」	모차르트, 「소나타 A단조」
바르토크, 「바이올린 소나타」	프로코피예프, 「조곡 여름날」
바흐, 「두 개의 바이올린을 위한 협주곡 D단조」	라벨, 「왈츠」
베토벤, 「피아노 소나타 제7번」	사데, 「배[梨] 모양을 한 3개의 소품」

표5. 기력·에너지의 보충

그리그, 「페르귄트」 조곡	쇼팽, 「빗줄기」
라벨, 「소나티네」	리스트, 「사랑의 꿈」
스메타나, 「교향시 '몰다우'」	

표 6. 심신의 피로 완화와 스트레스 해소

글루크, 「정령의 춤」	바흐, 「G선상의 아리아」
라흐마니노프, 「뵈카리이제」	그리그, 「솔베이지의 노래」
마스네, 「타이스의 명상곡」	

　　여러 가지 의견도 있습니다만 지금 표로 살펴본 것이 그 대표적인 곡명입니다. 참고하시기 바랍니다.

3 좋은 향기는 스트레스를 줄인다

방향요법(아로마테라피)
향기로 스트레스를 해소하는 '방향요법'도 있습니다. 지금까지 여러 번 이야기한 대로 스트레스에 걸리면 면역능의 이상을 초래합니다.

　　그러므로 면역계의 기능이 신경계로부터의 정보에 의해 변동되는 것이라면 감각계에 좋은 냄새에 의한 자극을 부여함으로 면역계의 기능을 적절하게 조절할 수 있을 것으로 생각한 것입니다. 구루메 대학의 요코야마 선생은 스트레스를 준 생쥐에 여러 가지 냄새를 맡게 하고 면역능을 조사한 결과, 냄새의 종류에 따라 면역

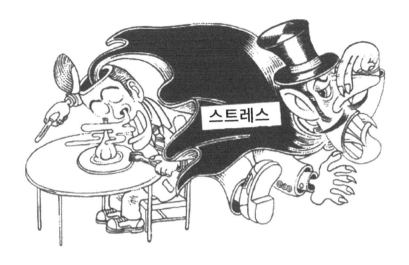

아, 좋은 냄새

능이 정상치로 회복되었다고 보고하고 있습니다.

또한 교린대학의 고가 선생은 실습대상자가 '좋은 냄새', '싫은 냄새', '아무렇지도 않은 냄새'를 맡게 하고 사람이 안정 시에 방출하는 뇌파 α파를 조사했습니다. 그 결과 '좋은 냄새'를 맡은 후에 α파의 방출이 가장 많았다고 합니다.

이 아로마테라피는 주변을 둘러보면 이미 일용품을 비롯하여 화장품이나 목욕제 등에 응용되고 있습니다.

이 아로마테라피는 손쉽게 할 수 있으므로 적절하게 하면 스트레스 해소가 됩니다.

4 적극적인 마음가짐은 암도 억제한다

'이미지 요법'으로 면역능을 강화한다

암에 걸리면 많은 사람이 죽음에 대한 불안이나 공포감을 가져 점차 우울증 상태에 빠집니다. 그러면 생체의 면역능은 저하하고 암은 더 진행됩니다. 그러므로 우울증 상태를 적극적으로 차단하고 불안이나 공포를 제거하려는 시도가 이루어지고 있습니다.

그 하나가 '이미지 요법'입니다. 의자에 느긋하게 앉아 눈을 감고 복식호흡을 합니다. 그리고 환자는 즐겁다고 느끼거나, 느긋한

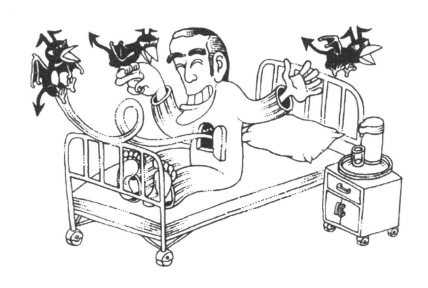

"암세포야, 지금은 공생 시대란 말이다"

기분을 갖게 하는 경치 등 시각적 이미지를 상기합니다.

이렇게 해서 기분이 진정되었을 때 자신의 암을 분쇄하는 면역세포가 암세포를 공격하는 것을 상상합니다. 그리고 다시, "암세포야, 너는 왜 내 몸속에 있니. 그렇게 난폭하게 굴지 않았으면 좋겠다. 너도 내 몸속에서 생겼으니, 잘 화합하면서 함께 같이 살아가지 않겠니." 하는 식으로 말을 겁니다.

이미지 요법은 이처럼 자기 자신의 머릿속에서 암세포를 달래며 자신의 면역세포가 암세포를 이겨나가는 것을 상상함으로 암의 진전을 억제하는 것으로 매우 효과적인 요법입니다.

5 '건강한 늙음'의 권장

적절한 스트레스를 안다

'건강하게 늙는다'는 것은 자신을 위해서는 물론, 가족이나 주위 사람에게 있어도 매우 중요한 일입니다.

보통 나이 드는 것과 함께 몸에도 고장이 생깁니다. 거기에다 스트레스가 과잉으로 더해지면 동맥경화의 진행은 가속되고 빨리 늙게 됩니다. 그와 함께 암이나 심근경색 같은 죽음과 연결되는 중대한 질환의 발병하고도 관계됩니다.

누구나 죽음을 피할 수는 없습니다만 건강하게 늙는 것은 약간의 노력으로 가능합니다. 술, 담배도 적절하면 심신에 좋은 영향을 미칩니다. 스트레스도 적절하면 내일의 활력에 도움이 됩니다.

그렇지만 적절한 스트레스란 어느 정도를 말하는 것일까요. 적절한 술, 담배라고 하면 대략적인 추측은 되겠습니다만, 스트레스에 관해서는 그 사람의 나이, 성별, 지위나 교육 등 그 사람이 자라온 환경을 포함하여 여러 가지 요소로 결정됩니다.

20세가 되어 술을 마실 수 있게 되면 자신의 적절량을 일찍 알게 된다고 하는데, 스트레스에 대해서는 마찬가지로 그때그때 자신에게 적절한 스트레스를 아는 것이 중요하다고 생각합니다. 그러기 위해서는 스트레스를 의식하는 것이 필요합니다.

만일 여러분이 무의식으로라도 '피곤하다', '일이 힘들다', '그만 두고 싶다', '마음대로 자고 싶다', '어딘가를 여행하고 싶다' 등을 입 밖에 내게 된다면 그때는 이미 스트레스는 과잉의 영역에 달해 있다고 말할 수 있습니다.

적절한 스트레스가 개개인에 따라 다른 것같이 그 해소방법도 개개인에 따라 다르다고 생각됩니다. 그렇지만 우선은 누군가에게 이야기를 하고 나면 제법 기분이 좋아집니다.

또한 스트레스는 정신적인 피로이고 육체적, 근육적 피로는 아니므로 평소 몸을 적게 움직이는 사람에게는 가벼운 운동을 권장합니다. 밖에서 걷는 것만으로도 쾌적한 기분이 될 것입니다.

이 책에서 다룬 '웃음', '음악요법', '방향요법', '이미지요법'은 누구의 도움도 필요 없이 손쉽게 할 수 있습니다. 그때, 이것으로 반드시 스트레스가 해소된다고 믿으면서 실행하는 것입니다.

6 스트레스는 누구나 걸리는 현대병

의사가 권하는 '자신에게 관대하고 타인에게 엄하게'

어릴 적부터 누구나가 동경했던 연애나 결혼도 귀로 듣는 것뿐이라면 참으로 좋은 여운을 남기는 말이라 생각합니다만, 현실적으로는 큰 스트레스가 되는 요소가 많이 있습니다. 이처럼 '인생의 꽃'이라는 일조차도 스트레스의 씨앗이 되는 것이니 스트레스는 누구에게나 있는 것입니다. 아니면 이 세상에 살고 있으면서 스트레스가 없는 사람이 있다면 차라리 그 사람이 이상하다고 말해도 좋습니다. 일도 가정도 잘 되어가는 것같이 보이는 사람에게도 크든 적든 반드시 스트레스는 있습니다. 일도 순조롭고 가정적으로도 특별하게 문제가 없다고 여겼던 필자도, 스트레스에서 오는 돌발성난청으로 고생했으니 많은 설명이 필요 없을 것입니다.

그런데 이 스트레스는 스트레서가 무엇이든 간에, 체내에서 면역계가 어떻게 작용하는가는 별문제로 하고 '마음의 변환'이라고 단정할 수 있습니다.

그리고 이 마음의 변환을 그대로 이끌고 나가면 곧 마음만이 아니라 몸에도 변조가 오게 됩니다. 필자의 돌발성난청도 바로 그러한 예이며 마음의 변환을 느낀 빠른 시기에 무엇인가 손을 썼더라면 아마도 난청이라는 몸의 변조는 생겨나지 않았을 것입니다.

그러므로 스트레스에 대처하는 방법은 우선 마음가짐부터 생각해 볼 필요가 있다고 생각됩니다. 물론, 마음의 변환을 느낀다고

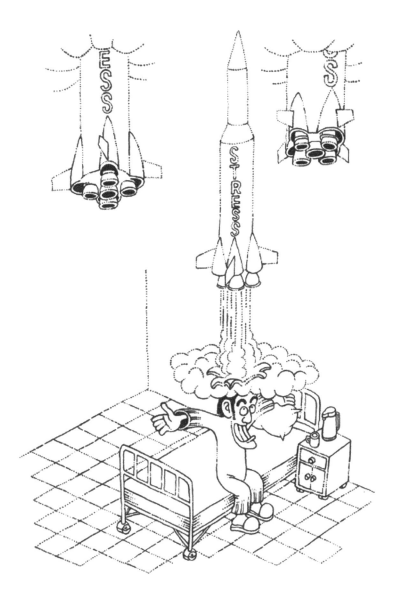

'자신에게 관대하고, 타인에겐 엄하게'가 스트레스 사회를 살아가는 지혜

생각하기 이전에 몸의 변조로서 나타나는 일도 적지 않습니다. 그러므로 끝으로 스트레스를 느끼기 이전부터 이런 마음가짐으로 있으면 좋지 않을까 하는 예방법을 이야기해 보겠습니다.

요요기병원 정신과 과장인 나카자와 선생은 스트레스에 대한 대처법으로 "자신에게 관대하고, 타인에게 엄하게"라고 말합니다. 원래의 동양 도덕으로 말한다면 "자신에게 엄하고 남에게 관대하게"겠지만, 그것으로는 점점 스트레스가 축적됩니다. 우선 '착한아이'가 되지 않는 반'일본인의 미덕', 반'조직 인간' 선언이 필요합니다. 즉 어느 정도 무책임한 발상으로의 전환이 필요한 것 같습니다.

'입'의 효용, 카운슬러의 활용

여러분은 고민을 털어 놓을 수 있는 친한 사람이 가까이에 있습니까? 평소에 신뢰할 수 있는 친구 2, 3명이 있다는 것은 급할 때는 매우 필요합니다.

물론 기혼자라면 남편이나 처, 즉 배우자에게 말하는 것도 좋지만 고민을 털어 놓은 다음에 형편이 나빠졌을 때, 친구라면 그것으로 잊어버릴 수도 있지만 부부라면 그렇게 간단하게 잊을 수는 없습니다. 아, 그때 마누라에게 그런 것을 말했기 때문에 두고두고 약점이 잡혀서…로는 좋을 것이 없습니다.

그렇지만 이런 일도 걱정하고 있는 사이에 스트레스로 축적되어갑니다. 우선 믿을 수 있는 상대로서 친구나 배우자에게 말을 해봅시다.

친구나 배우자에게 말할 수 없을 경우에는 역시 정신과의사나 심리학자 등 전문가에게 상담해야 합니다. 그들은 전문가이니 비밀을 지켜줄 것이며 무엇보다도 같은 증상을 많이 알고 있습니다. 대처도 빠를 것이고 전문가에게 말했다는 것만으로도 마음이 가벼워질 수도 있을 것입니다.

현재, 마음의 건강도 중요하게 여기는 기업에서는 상담실을 설치하여 심리학을 전공한 상담역을 두기도 합니다. 또한 일반인을 상대로 한 전화상담 등도 있습니다.

마음의 괴로움이나 병으로 누구하고 상담했다, 특히 전문가하고 상담했다는 것 등이 알려지면 '사회의 약자'로 여겨지지 않을까 걱정하는 사람도 많다고 생각합니다만, 스트레스 사회라고도 일컬어지는 현대사회에서는 스트레스는 사장도 과장도 누구나가 걸리는 현대병입니다. 몸의 상태가 조금이라도 이상할 때는 누구나 의사의 진찰을 받지 않습니까. 스트레스도 감기 좀 걸린 것으로 생각하고 그러한 걱정은 버리는 것이 좋겠습니다.

몸이 병에 걸리면 누구나 전문의의 진찰을 받습니다. 마음의 병도 마찬가지라고 생각합시다.

후기

필자가 류머티즘이나 교원병의 환자를 진찰한 지도 이력저럭 꽤 많은 시간이 흘렀습니다. 환자의 8할이 여성인데 나도 여성이기 때문일까, 오랫동안 사귀는 사이에 가족의 일이나 집안의 사정까지 진료 중에 화제가 되는 일도 종종 있습니다.

별로 타인에게는 말하지 않는 그러한 환자분의 집안의 일과 진료 결과를 맞춰보면, 가령 부모님이나 아이들의 일로 걱정거리가 있다든가 가정 내에 갈등이 있을 때는 류머티즘의 관절 증상이 악화됩니다. 그러나 그런 일이 잘 해결되면 관절 증상도 자연적으로 경쾌해집니다.

류머티즘의 발병에 스트레스가 관계된다는 것은 비교적 잘 알려져 있습니다만 류머티즘이 된 경우에도 그 증상의 진행에 스트레스가 깊게 관계된다는 것을 생각하게 되었습니다.

한편, 의아하게 생각할지 모르지만 의사는 비교적 단명한다고 합니다. 환자의 생명에 관계되는 중대한 책임을 언제나 짊어지면서 일의 내용상, 스트레스가 많은 직업이기 때문이 아닌가 생각합니다. 사실 필자가 근무하고 있는 병원에서도 암에 걸리거나 암으로 죽은 의사가 몇 사람이나 있습니다.

류머티즘은 면역 이상에 의한 질병이며 이전부터 암도 암세포를 억제하는 림프구의 감소로 인해 발병된다고 말하고 있습니다.

이러한 주변의 사례들도 참작하여 5, 6년 전부터 스트레스와 면역의 관계를 연구해 오고 있는데, 그것을 집약한 것이 이 책입니다.

지금은 스트레스가 자율신경계, 호르몬계, 면역계와 깊은 관련이 있다는 것이 판명되었습니다만, 스트레스 그 자체를 물질적으로 파악하는 것은 아직 이루지 못하고 있습니다. 노벨상을 수상한 도네가와 스스무 박사는 다치바나 다카시 씨 하고의 대담(『정신과 물질』)에서 정신도 장래에는 물질로 파악할 수 있을 것이라고 말하고 있습니다. 즉 기쁨은 '둥근 구조'를 갖는 A라는 물질이 많을 때, 슬픔은 반대로 이 물질이 적을 때, 노여움은 '뾰족한 구조'를 한 B라는 물질이 많을 때 표현된다는 식입니다.

혹시나 스트레스를 느끼는 마음의 변환도 그때그때에 따라 여러 가지 물질이 복잡하게 얽히고설켜 생길지도 모릅니다. 따라서 장차 스트레스에 관련되는 여러 가지 물질이 판명되면 스트레스의 판정은 단순 명확한 것이 되고 스트레스의 예방도 가능하게 될 것이 틀림없다고 생각합니다.

이 책을 집필함에 있어 많은 분들께 신세를 졌습니다. 집필을 권장해 주신 미즈시마 선생, 원고 정리에 협력해 주신 곤도 씨에게 깊이 감사드립니다. 또한 간행에 있어 여러 가지 도움과 함께 좋은 스

트레스도 부여해 주신 고단샤 과학도서출판부의 다나베 씨, 원고를
종합해 주신 필경의 유이 씨에게도 깊이 감사드립니다.

호시 게이코

역자 후기

저자는 류머티즘·교원병학 전문의 의사로서 많은 임상 경험과 자신의 병상 체험이 동기가 되어 이 책을 집필했다고 한다. 이 책에서는 스트레스와 관련된 신경학, 내분비학, 면역학의 지식을 정확하면서도 간결한 문체로 알기 쉽게 쓰고 있다. 이 책은 본래 현대 사회를 살아가는 일반 대중을 상대로 출간한 책이나, 학술적 바탕에도 매우 충실하여 진료에 임하는 의료인이나 의학 및 보건 관계의 학생들에게도 매우 유익하다고 생각한다.

이 책을 출간하도록 물심양면으로 지원을 아끼지 않으신 전파과학사의 손영일 사장님에게 심심한 사의를 표한다.

경희대학교 의과대학 교수
민병일

스트레스와 면역

'스트레스병'은 왜 생기며, 어떻게 막을까?

초판   1994년 1월 5일
재판   2023년 7월 25일

지은이   호시 게이코
옮긴이   민병일
펴낸이   손영일
펴낸곳   전파과학사

등록   1956년 7월 23일 제 10-89호
주소   서울시 서대문구 증가로 18, 204호
전화   02-333-8877(8855)
팩스   02-334-8092
이메일   chonpa2@hanmail.co.kr
홈페이지   www.s-wave.co.kr
블로그   http://blog.naver.com/siencia

ISBN   978-89-7044-617-2 (03510)